DES ERREURS

ET DES

PRÉJUGÉS POPULAIRES

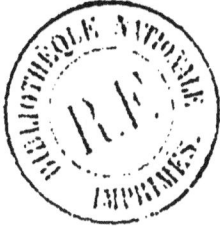

EN MÉDECINE

PAR E. PAUC

DOCTEUR EN MÉDECINE

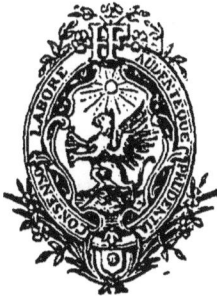

MONTPELLIER

IMPRIMERIE CENTRALE DU MIDI

HAMELIN FRÈRES

1882

A MON PRÉSIDENT DE THÈSE

M. LE PROFESSEUR CAVALIER

Professeur de Clinique des maladies mentales et nerveuses
Chevalier de la Légion d'honneur.

A M. LE PROFESSEUR THOMAS

Professeur d'hygiène et de pathologie exotique à l'École de médecine navale de Toulon,
Chevalier de la Légion d'honneur

Si quid boni tuum !

E. PAUC

A MES PARENTS

A MES MAITRES

A MES AMIS

E. PAUC.

AVANT-PROPOS

L'utilité pratique d'une thèse inaugurale doit être sa meilleure, sa seule raison d'être. En prenant pour sujet de notre travail *les Erreurs et les préjugés populaires en médecine*, nous avons pensé que nous pourrions être d'autant plus utile à la santé publique et, par suite, à sa sauvegarde naturelle, la science médicale ; que les erreurs et les préjugés sont plus répandus et plus inébranlables dans l'esprit des personnes étrangères à la médecine, et que ces mêmes erreurs, ces mêmes préjugés peuvent, au moins au même titre que la maladie, revendiquer une plus large part dans la mortalité des villes, et surtout des campagnes. La tâche est ardue, le but difficile à atteindre : erreurs et préjugés tiennent au sol où ils sont nés ; ils ne veulent pas abandonner le champ où ils poussèrent si longtemps en liberté ; les racines en sont profondes et solides. Mais est-ce une raison pour ne pas essayer de les détruire ?

D'autres plus autorisés que nous ont depuis longtemps entrepris cette tâche ingrate, et les résultats acquis sont bien peu encourageants !

« J'ai feuilleté, dit le docteur Munaret, Primerose, Brown, Zimmermann, Tissot, Richerand et Lebrun, pour me convaincre que la grande majorité des erreurs que signala Joubert, il y a plus de deux cents ans, narguent encore notre siècle de lumière, assises effrontément sur les

2

vingt volumes qui les attaquent et donnant audience à la foule qui veut être trompée (1). » Pouvons-nous espérer d'être plus heureux que tous les maîtres qui nous ont si brillamment tracé la carrière ?....

Le préjugé est presque indestructible : c'est une opinion adoptée presque sans retour, acceptée sans examen, léguée le plus souvent par la tradition ; c'est un parti pris, une fois pour toutes, de croire une chose fausse ; c'est une idée arrêtée, une volonté irrévocable, aveugle, d'affirmer ou de nier. Jamais le préjugé ne consent à descendre dans l'arène de la discussion, à subir l'investigation du savoir, de la science, ni même du simple bon sens. Pendant que la raison pousse à l'étude, au perfectionnement, au progrès, le préjugé reste absolument stationnaire : c'est sa nature propre !

Après des luttes opiniâtres, interminables, furieusement disputées, on voit quelquefois succomber l'erreur, qui s'avoue vaincue ; le préjugé, jamais : c'est l'erreur volontaire qui persiste quand même.

Plus que nulle autre science, la médecine est infectée de ce travers incommode. Reposant sur des faits subtils, d'une interprétation délicate, n'ayant de lumière que pour les yeux exercés à voir dans leurs obscures profondeurs, la science médicale se prête admirablement au préjugé; d'autant plus que, dans l'apparence, ces mêmes faits, d'une interprétation si difficile, semblent présenter une grande clarté. Cet éclat superficiel égare le vulgaire, qui croit voir et qui voit mal. C'est ainsi que nous voyons tous les jours l'ignorance en médecine produire les plus grands maux, faire naître des infirmités, et pousser dans la tombe ces fanatiques de médications incendiaires et à outrance, prônées par la sottise ou la cupidité.

Devant cette ténacité des erreurs, cette irréductibilité presque ab-

_____

(1) Munaret, le *Médecin des villes et des campagnes.* Paris, 1862.

solue du préjugé, on peut hésiter à se lancer dans l'arène, et se demander si la lutte est possible, si elle offre quelques chances de succès ! Mais une réflexion qui vient soutenir notre zèle et nous encourager dans notre tâche nous dit qu'aucune parcelle de vérité n'est jamais absolument perdue : jetée dans le champ de la raison, poussée par les courants divers de la pensée humaine, la semence de vérité rencontre, avec le temps, un coin de terre où elle trouve des conditions de germination favorables à son développement

Le progrès est lent, le préjugé inébranlable; par conséquent, la lutte est incessante et sans compensation dans l'heure présente. Sans nous décourager, travaillons donc pour l'avenir; accumulons les valeurs qui, à un moment donné, serviront à parfaire la rançon de l'ignorance et de la sottise ! Tel est notre plus ardent désir, nous n'osons pas dire notre plus chère espérance !

Nous n'avons pas la prétention de traiter de toute la matière que pourrait recouvrir le titre de notre thèse ; un volume, vingt volumes n'y suffiraient pas ! Nous nous contenterons seulement de montrer l'influence désastreuse qu'exercent sur la santé publique les erreurs et les préjugés les plus accrédités dans nos contrées du Midi.

Chemin faisant, nous donnerons à l'occasion quelques conseils sur l'emploi des moyens destinés à remplacer avec utilité des pratiques usuelles vicieuses; enfin nous chercherons les meilleurs moyens pratiques, sinon de détruire, au moins d'atténuer les erreurs et les préjugés du peuple.

Nous tâcherons aussi de rechercher l'origine de ces erreurs, et l'origine, une fois trouvée, pourra peut-être nous mettre sur la voie du remède qui leur convient :

De là notre division :

1° Erreurs et préjugés;

2° Origine des erreurs et des préjugés en médecine;

3° Moyens à opposer aux erreurs et aux préjugés.

Que notre désir de bien faire et la difficulté de la tâche nous méritent la bienveillance de nos Juges, nous nous estimerons amplement récompensé !

Nous nous sommes aidé, dans la rédaction de ce travail, de l'ouvrage de Primerose sur les erreurs médicales du vulgaire, ouvrage trop ancien (1646) et qui ne nous a été que d'une médiocre utilité; du livre plus moderne de Richerand (1810); d'une brochure publiée en 1873 par le docteur Mouret ; surtout du *Médecin des villes et des campagnes* du docteur Munaret (1862), auquel nous avons fait de larges emprunts, et aussi des notes qu'a bien voulu nous communiquer M. le professeur Thomas.

Que M. Thomas accepte ici nos plus sincères remerciements, pour la bienveillance avec laquelle il a mis à notre disposition ses conseils et ses écrits.

DES ERREURS

ET DES

PRÉJUGÉS POPULAIRES

EN MÉDECINE

CHAPITRE PREMIER

Erreurs et Préjugés

«Le bon sens, d'après Ségur, est un trésor qui manque à tous les siècles, aux peuples les plus fameux, aux gouvernements les plus célèbres
comme aux plus grands hommes. Il ne faut donc pas s'étonner si le
paysan, être borné, insouciant et crédule, qui ne lit dans aucun livre
et qui vit loin du contact social, croupit et barbote dans le plus épais
bourbier de l'ignorance et de la superstition. Au surplus, le peuple des
villes est soumis aux mêmes préjugés : moins nombreux, moins ré-
calcitrant aux remontrances de la raison, voilà toute la différence.
L'homme du monde qui veut raisonner en médecine déraisonne comme
tous les autres (1). »

Si le préjugé et l'erreur se rencontrent surtout dans les masses,
c'est-à-dire dans le milieu où l'instruction a le moins pénétré, il ne
faudrait pourtant pas croire que les classes plus instruites soient com-

(1) Munaret, le *Médecin des villes et des campagnes.*

plétement à l'abri des croyances les plus sottes et des pratiques les plus absurdes. Tous les donneurs de conseils, toutes les commères ne se trouvent pas exclusivement dans la multitude.

« Le médecin doit lutter, dit le Dr Max Simon, contre l'ignorance qui ne sait pas voir, contre le préjugé qui croit voir, contre la passion brutale qui ne veut pas voir. » Pensée aussi spirituellement exprimée que profondément vraie. Ce que le public, grâce à cette ignorance et à cette passion brutale, a recueilli et conservé de préjugés et d'erreurs, est inouï incroyable. De quelque côté qu'on porte son attention, on ne rencontre que l'erreur, l'erreur grossière, incompréhensible : erreurs sur la médecine, erreurs sur les médecins, erreurs encore sur la maladie ; il n'est pas jusqu'à l'état de santé qui soit à l'abri de l'erreur.

Aussi, pour nous reconnaître au milieu de ce fouillis inextricable, qui a toute la richesse d'une forêt vierge, nous rapporterons les erreurs et les préjugés à quatre chefs principaux :

I. Erreurs et préjugés sur la médecine et le médecin ;
II. L'exercice de la médecine ;
III. La santé;
IV. La maladie ;

I. — LA MÉDECINE ET LE MÉDECIN

Le premier préjugé que nous rencontrons relativement à la médecine est l'indifférence absurde, impossible, qu'il est de mode d'affecter, touchant les choses de la science médicale. Or, dit M. le professeur Thomas, « nul ne saurait demeurer insensible aux questions que soulève la maladie ; nul, si sceptique, si stoïque fût-il, ne saurait se soustraire aux préoccupations intimes que donne la possession, toujours ardemment désirée, du premier des biens, la santé, « ce zéro qui fait » valoir les unités de la vie. »

Nous savons pertinemment ce que vaut cette apparente crânerie de quelques-uns en face de la médecine, et combien elle tient peu au premier souffle d'une maladie quelconque, même la plus bénigne. Le médecin, qui consacre sa vie entière à l'étude de cette santé, est le témoin obligé et constant de ces défaillances des plus fermes volontés ; il sait tout ce qu'il y a de faiblesse morale sous le manteau de toutes ces énergies, et comment à l'aspect du mal, venant s'asseoir à son chevet, l'homme le mieux trempé, fût-il cuirassé de l' « æs triplex circa pectus » dont parle Horace, se trouble devant cette maussade apparition.

Auprès de cet homme, qui veut être brave, l'homme de l'art sera mandé, et, malgré toute l'indifférence qu'on essayera parfois d'affecter relativement à ses prescriptions, sa venue n'en sera pas moins bien accueillie. Si la maladie, comme c'est le cas malheureusement le plus habituel, s'accompagne de souffrance, on peut être certain que le médecin sera non plus bien accueilli, mais ardemment désiré, conformément à ce verset de l'Ecclésiaste : « Honora medicum propter necessitatem, quia creavit eum Altissimus. »

Ce superbe désintéressement des sciences médicales, cet orgueilleux dédain pour tout ce qui touche la santé, est donc une chose bien rare et tout à fait exceptionnelle. Le plus souvent, et dans les masses populaires, il fait place à un sentiment tout contraire, et dont nous verrons plus loin les tristes effets ; ce sentiment, c'est la peur... Dans les masses, pas de scepticisme, pas d'ironie d'aucune sorte, pas la moindre opposition systématique ; le désarmement est complet en face de la maladie.

L'indifférence aux choses de la médecine est un préjugé ; mais ne pas croire à la médecine est le prototype d'un préjugé, et ce préjugé, nous le retrouvons dans tous les temps, chez tous les peuples. Mettre eu doute la certitude et l'utilité de la science médicale a toujours été le fait de quelques esprits sceptiques. Des hommes, d'ailleurs fort éclairés et de très-grande valeur, habitués au paradoxe, mécontents parfois de la médecine, qui n'avait pas su leur plaire ou les guérir, ont répandu ces doutes dans le monde. Les disputes de l'école, jugées par un public curieux et tout à fait incompétent, ont contribué à leur fournir des armes contre elle. Si nous voulons donner un spécimen de ces satires éternelles, nous n'aurons que l'embarras du choix.

Socrate, au rapport de Platon, 3ᵉ livre « *de Regno* », félicite un peintre ignorant sur ce qu'il a abandonné un art qui exposait ses fautes aux yeux de la multitude, pour en embrasser un autre qui mettait ses bévues à l'abri en les couvrant de cinq ou six pieds de terre... Socrate, au moment de boire la ciguë, recommande de sacrifier une poule à Esculape, le dieu de la médecine !

Caton le Censeur, à propos des médecins dont la Grèce subjuguée avait inondé Rome, ne craint pas de dire : « *Juraverunt inter se barbaros omnes medicina necare.* »

Pline l'Ancien reproche aux médecins « de ne signaler leurs expériences que par des homicides. »

Plus près de nous, Pétrarque, un prince des lettres; Érasme, le plus bel esprit de son siècle, n'ont épargné aucune de leurs épigrammes, aucun de leurs sarcasmes, à la médecine, Érasme était atteint de la goutte.

Mais voici le roi des sceptiques, Montaigne. Dès qu'il parle de la médecine, il devient affirmatif, ironique, sarcastique. Montaigne avait la gravelle : il allait tous les ans aux eaux, soit dans l'Ardèche, soit dans les Pyrénées, et sa confiance dans les remèdes était telle qu'il recueillait pendant ses voyages toutes les recettes, en bourrait ses poches, et, rentré chez lui, en recommandait l'emploi comme très-utile ; il en avait pour tous les maux.

Et Molière, notre Aristophane, que de moqueries, que d'épigrammes ! Molière était hémoptysique.

Et Boileau ! sa haine contre Guenault ! Boileau avait, dans son enfance, subi l'opération de la taille.

Rousseau, l'ennemi des médecins, attendant tout de la nature !.... Il avait un cystite et il donnait des conseils à tout le monde. Comme Montaigne, il attaquait la médecine, et il lui faisait des emprunts journaliers !

Nous ne serions pas au bout de nos citations; mais ces quelques exemples suffisent, croyons-nous, à montrer jusqu'où certains hommes ont poussé contre la médecine l'ironie et le sarcasme : *Ab uno disce omnes!* Mais tous, malgré leurs mordantes épigrammes, sont venus à résipiscence ; tous, même les plus forts, les plus incrédules, vienne la maladie accompaguée de la douleur, courbent la tête et se jettent dans les bras de la médecine.

La plupart des sarcasmes dirigés contre la science médicale provien-des « incurables, qui s'en prennent aux médecins des torts de la nature. » (Richerand.)

Et, tout d'abord, il n'est pas une seule carrière qui n'ait trouvé la satire; il n'en est pas une seule qui ne soit sujette à l'erreur: *Errare humanum est*; le vieux proverbe sera toujours vrai. Pourtant reconnaissons que ces violentes attaques, ces ironiques appréciations, ont eu leur raison d'être. Hâtons-nous d'ajouter qu'elles ne l'ont plus aujourd'hui. Que de changements, en effet, dans la médecine depuis un siècle ! Quel progrès aussi !

La science nous ouvre des horizons nouveaux. L'art a marché à pas de géant: le chloroforme a supprimé la douleur; le chloral, l'insomnie ; la vaccine a supprimé la variole ; peut-être va-t-on supprimer la rage. Citons encore les alcaloïdes, l'électrisation localisée, l'écrasement linéaire, la résection sous-périostée, les réactifs chimiques auxiliaires du diagnostic, tous nos procédés d'investigation, qui ont fait dire au docteur Pidoux qu'on est arrivé à faire l'autopsie d'un malade dans son lit ?

Et, fait digne de remarque, tandis que le médecin d'autrefois, qui ne s'éclairait qu'au falot des vieux livres de dialectique, et n'interrogeait pas le corps humain, osait à peine intervenir dans les cas périlleux, dédaignait la chirurgie et l'abandonnait à des mains subalternes, le médecin de nos jours tend à se confondre de plus en plus avec le chirurgien et n'est médecin utile que lorsqu'il peut porter la main sur des organes en souffrance. La médecine contemporaine n'est grande que parce que vaste est devenu le domaine de la chirurgie.

A coté des impies, nous trouvons les fanatiques : les uns n'ont aucune confiance, mal leur en prend quelquefois; les autres en ont trop, mal leur en prend trop souvent !

Tandis que les mécréants repoussent le remède, disant : « Il n'en existe pas; — la maladie est un billet de loterie ; — si je dois mourir, rien ne m'en empêchera; — la nature préside seule à nos destinées…», — les fanatiques veulent un remède à tout prix : « Il y a une maladie, la nature a fait un remède pour la combattre ; — la maladie est un accident, il faut combattre les effets de cet accident ! »

A côté de l'inertie des premiers, nous voyons la cohue des seconds; véritable torrent qui roule jusqu'à la porte des pharmacies, toujours largement ouvertes, le torrent allant se perdre dans les officines occultes des marchands d'orviétan et de panacées ou dans les boutiques d'herboriste !

Il arrive alors pour les masses populaires, et ici nous entendons par public tout le monde, depuis le membre de l'Institut jusqu'au casseur de cailloux de nos routes, que, voyant le médecin se tenir sur la réserve, le voyant réfléchir, hésiter, marcher avec prudence, on l'accuse d'ignorance, de timidité. On le tient pour un homme qui doute de ses propres lumières, qui ne connait pas la maladie dont le sujet est atteint. Alors le grand mot est lâché ! cette accusation éternelle qui se formule ainsi : « Un tel est mort; les médecins n'ont pas connu son mal ! » Ou bien encore : « Un tel allait mourir; nous lui avons donné certain remède, il a guéri ! »

On entend tous les jours des phrases de ce genre : « On ne lui donnait rien du tout; le médecin disait que cela passerait, et il allait plus mal. Nous avons alors essayé tel ou tel remède; il avait guéri telle personne de la même maladie, et il a guéri ! » Le tout grossi, commenté, passant de bouche en bouche.

On assiste alors à ce singulier spectacle : au fur et à mesure que les médecins se tiennent sur une sage réserve et deviennent avares de leurs moyens d'action, le public s'engoue de plus en plus et se montre prodigue.

C'est un mal immense, presque un fléau contemporain. Quant à l'utilité de la médecine, l'homme souffrant sait bien à quoi s'en tenir à ce sujet. « On dit qu'à Rome, pendant une très-longue période, les peuples se passèrent de médecins. » On ne saurait mieux dire que cet homme d'esprit à qui on demandait comment on faisait à Rome pendant les cinq cents ans où la médecine y fut inconnue, et qui répondit : « A Rome, quand on avait la fièvre putride, la pierre, une hernie, une fluxion de poitrine, la fièvre palustre..... on mourait. »

En résumant ce qui a trait à la médecine, affirmons encore une fois que la plus grande des erreurs en médecine est celle qui met en suspicion la certitude et l'utilité de cette science. De cette erreur découlent la plupart de celles que nous aurons à signaler dans la suite.

Nous pouvons invoquer d'ailleurs, en faveur de la médecine, les données de la statistique, comme témoignage de son utilité. Depuis le commencement du siècle, c'est-à-dire depuis le grand éssor imprimé à la médecine par les méthodes modernes, la longévité s'est accrue de sept ans : la moyenne de la vie était de trente ans, elle est de trente-sept aujourd'hui !

Ces résultats, mieux que tous les raisonnements, suffisent à prouver l'utilité de la médecine et à mettre en évidence la part de reconnaissance que l'humanité doit aux médecins hygiénistes.

Il est encore nombre de personnes, avons-nous vu, qui ne professent pas pour la médecine une grande admiration et une entière confiance. Or, quand on doute de la certitude des doctrines ou des dogmes, on est mal disposé pour les ministres : on leur mesure avec parcimonie une confiance pourtant indispensable et à laquelle ils prétendent absolument ! On peut les estimer personnellement, mais on ferme l'oreille à leur propagande : on craint qu'elle ne soit inspirée par un intérêt privé ou tout au moins professionnel. La légitime et bienfaisante mission du médecin se trouve entravée, paralysée par ces hésitations. Il est donc indispensable de réveiller une entière confiance, non-seulement en la médecine, mais aussi en ses représentants officiels.

« Le médecin, dit le professeur Cruveilhier, doit être homme de science et honnête homme. » Et il aurait dû ajouter : homme du temps où il vit, comme du pays où il exerce. Il faut donc au médecin trois sortes de qualités : morales, scientifiques et sociales.

Les qualités morales nous sont enseignées par Hippocrate : « Le médecin et la sagesse sont inséparables. La médecine met en pratique tous les préceptes de la sagesse : le mépris de l'argent, la modération, la décence, la modestie, la probité, la douceur, l'affabilité, la gravité, la juste appréciation des choses de la vie, l'éloignement de toute crainte superstitieuse, le respect pour la divinité, vers laquelle la médecine ramène sans cesse. »

Quant aux garanties scientifiques, il est peu de professions qui en offrent d'égales : aucune des branches des connaissances humaines ne doit être étrangère au médecin. «L'ignorance est un crime, dit Buchan, lorsqu'il s'agit de la santé et de la vie des hommes. » Le professeur Serres est encore plus explicite: « Il n'est pas plus permis, dit-il, au médecin d'être ignorant qu'au soldat d'être lâche ! » Tout médecin doit donc à la confiance publique une instruction solide.

« Enfin les diverses contrées où le médecin est appelé à exercer son art indiquent, par la divergence remarquée des constitutions et des mœurs, la langue qu'il doit modifier, préférer ou proscrire : *Non idem sentiunt qui aquam et qui vinum bibent* (1). » (Baglivi.)

Telles sont les qualités qu'on exige du médecin, tels sont ses devoirs ; quant à ses droits, il ne lui est pas souvent permis d'en jouir, grâce aux erreurs et aux préjugés qui égarent le peuple sur son compte.

Pour beaucoup de personnes peu éclairées de nos campagnes, un médecin est celui qui s'occupe de médecine; toute personne qui passe pour conseiller des remèdes est qualifiée médecin. Le charlatan qui vend son onguent sur la place publique ; le colporteur qui va dans les campagnes offrir, avec les épices et les aiguilles, le vermifuge ou l'élixir de longue vie ; le rebouteur qui prétend à la science des fractures et des luxations; les médicastres accrédités dans les villages, qui vendent des paquets de simples bons à guérir tous les maux ; les empiriques de toute sorte, qui rançonnent l'ignorance et la superstition ; les illuminés, les prétendus sorciers, tous, indistinctement, sont désignés sous le nom de médecins ! Au milieu de tout cela, le médecin lui-même, le vrai, n'est qu'un privilégié, favorisé entre tous, par suite de quelque faveur spéciale qu'il tient probablement des relations sociales que sa position et sa fortune lui ont procurées et qui lui ont valu la place qu'il occupe ! Cette erreur, cette confusion grossière de l'homme instruit et honnête avec tous les charlatans connus, ne peut être que très-préjudiciable au médecin.

Une deuxième erreur qui a cours sur le médecin consiste à considérer comme peu de chose la responsabilité médicale. Le doctorat, disent

(1) Munaret, *loco citato*.

certains plaisants, est l'ancien droit de vie et de mort sur ses semblables, et ils ne se doutent pas que cette assertion est plus vraie que plaisante. Dans une foule de circonstances, le médecin tient une balance dans
les plateaux de laquelle se trouvent d'un côté la vie, de l'autre côté la
mort. Si la plus légère faute en ces graves occurrences, une négligence
quelconque, la moindre distraction, peuvent faire osciller le plateau
fatal, le défaut d'acquis, l'ignorance de ce qui est indispensable à une
solide instruction médicale, peut le laisser s'abattre tout à fait ! Qu'on
veuille bien un instant se pénétrer de cette responsabilité, et l'on se
fera une idée du poids dont elle accable si souvent celui à qui elle incombe, quand, dans les circonstances graves, elle s'engage tout entière !

Le public a de la tendance à ne voir dans le médecin que le thérapeute, le guérisseur. Tel n'est pas cependant le rôle du médecin: la
médecine guérit quelquefois, soulage souvent, console toujours ! le devoir du médecin se trouve tout entier dans ces trois propositions: ici
c'est un vieillard frappé d'apoplexie à secourir; là ce sont des confiden-
ces intimes à recevoir de la part d'un malade et quelquefois de la part
d'une famille entière. Il consolera toujours, dans toutes les conditions
sociales, depuis le trône jusque dans la plus pauvre chaumière.

Sur quoi peut-il compter en retour de la part de ses malades? La
reconnaissance, le souvenir même d'un bienfait reçu, s'effacent si vite
de la mémoire ! « Invoqués comme des dieux au milieu des dangers, dit
le docteur Petit, comme eux vous serez oubliés ; imitez-les alors, et,
contents du bien que vous aurez fait, payez-vous par son souvenir ! »

Un autre préjugé sur le médecin, c'est la tendance qu'on a dans le
monde à loger le mérite et le savoir dans certaines qualités, certaines
circonstances tout à fait materielles : ainsi la popularité, la richesse,
des livres... « Les cheveux blanc, dit Munaret, captent par excellence
des yeux qui voient sans raisonner. » Pour s'établir dans le monde, dit
Larochefoucault, on fait tout ce qu'on peut pour y paraître établi; alors
on s'agite, on coudoie, on se dit accablé par la confiance publique, et
le monde n'est pas indifférent à cette réputation de la vogue! Nous
ajouterons: souvent le monde se trompe ; la modestie professionnelle
est toujours la compagne du vrai savoir.

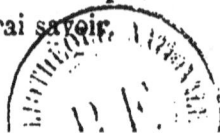

Il n'est pas jusqu'à l'âge du médecin qui ne soit soumis à certain-préjugés : « C'est un jeune homme ! » dira-t-on, et les actions les plus brill-lantes perdront tout leur prix : « Il lui faut de l'expérience ! » Si l'on appelle expérience le fait d'être souvent passé devant des malades, de les avoir regardés sans les voir, sans les étudier, sans les comparer entre eux pour en tirer un enseignement, le premier infirmier venu, qui depuis vingt ans suit machinalement les visites des. hôpitaux, vaudra le médecin le plus sérieux, le plus expérimenté : il aura beaucoup vu ! Le mérite et le savoir seront méconnus chez l'homme instruit, mais jeune; tandis qu'on accordera une confiance illimitée à des vieillards, qui quelquefois n'auront rien fait pour la mériter. « Ce préjugé est d'autant plus malheureux pour le jeune homme, dit Munaret, qu'il reste toujours jeune vis-à-vis du vieillard. »

La médecine, d'après Hippocrate, est de toutes les professions la plus noble; cependant, ajoute-t-il, par l'ignorance de ceux qui l'exercent et de ceux qui les jugent à la légère, elle est dès à présent reléguée au dernier rang. Le public, en effet, n'a qu'un moyen de juger le médecin: c'est le résultat obtenu. C'est sur ses succès ou ses revers auprès des malades que l'on fait ou défait dans le monde une réputation médicale.

Une erreur très-répandue est celle qui consiste à dire, en racontant la triste situation d'un malade: « Les médecins l'ont abandonné »; ou bien: « Tel malade s'est rétabli, mais les médecins l'avaient abandonné ! » Ceci est plus qu'une injustice, c'est presque une insulte au ministère du médecin. Le médecin n'abandonne jamais un malade; son empresse-ment, son dévouement augmentent en même temps que le danger; plus le péril est grand, plus le médecin est fidèle à son poste. Cette assertion, arrivée à l'état de formule consacrée, a été recueillie de la lèvre des empiriques, des donneurs de conseils en train de raconter une cure à sensation. On voit d'ici l'effet produit par cette phrase: Les mé-decins l'avaient abandonné, mais nous avons fait tel remède : par exemple, la médecine Leroi, ou les pilules de Blancard, ou l'ambrette purgative, ou l'essence de marrons d'Inde, ou l'un des vingt-cinq élixirs qui tous guérissent la goutte, voire même cette bonne et douce Reva-lescière du Barry, ou bien.....que sais-je encore ? Lisez la quatrième page desjournaux, — et le malade èst comme miraculeusement revenu à la santé ! » — Répétons encore une fois que c'est là une grande erreur, un grossier préjugé; le médecin n'abandonne jamais son malade.

Nous n'avons certainement pas passé en revue toutes les erreurs, tous les préjugés qui ont cours sur la médecine et le médecin, mais nous croyons en avoir donné une idée assez générale pour pouvoir aborder les erreurs relatives à l'exercice de la médecine.

II. — L'EXERCICE DE LA MÉDECINE

En général, dans le monde, on parle un peu de tout, par la raison qu'on sait de tout un peu ; on a quelques notions exactes en beaucoup de matières sans les posséder dans leur ensemble : ainsi pour la chimie, la physique, l'économie sociale, le droit... La médecine semble avoir le triste privilége que tout le monde en parle beaucoup sans en savoir les choses les plus élémentaires : c'est la science qu'on ignore le plus et dont tout le monde se mêle peu ou prou... Tout le monde prétend être médecin ; tout le monde prescrit et critique. Tel est le premier préjugé que Joubert signale dans une anecdote piquante, que nous allons rapporter :

« On dit que le duc de Ferrare, Alphonse d'Este, mit un jour en propos familiers de quel métier il y avait le plus de gens; l'un disait : de cordonniers ; un autre, de mariniers ; qui de laboureurs, qui de chicaneurs. Gonelle, fameux bouffon, dit qu'il y avait plus de médecins que de toute autre sorte de gens, et gage contre le duc, son maître, qui rejetait cela bien loin, qu'il le prouverait dedans vingt-quatre heures.

» Le lendemain matin, Gonelle sort de son logis avec un grand bonnet de nuit et un couvre-chef qui lui bandait le menton, puis un chapeau par-dessus, son manteau haussé sur ses épaules. En cet équipage il prend la route du palais de Son Excellence, par la rue des Anges.

» Le premier qu'il rencontre lui demande ce qu'il a ; il répond : Un

mal enragé de dents.—Ah ! mon ami, dit l'autre, je sais la meilleure recette du monde contre ce mal»; et la lui dit. Gonelle inscrit son nom
sur des tablettes, faisant semblant d'écrire la recette.

» A un pas de là, il en trouve deux ou trois ensemble, qui font semblable interrogation, et chacun lui donne un remède; il écrit leurs
noms, comme du premier; et ainsi, poursuivant son chemin tout bel-
lement le long de la rue, il ne rencontre personne qui ne lui donne une
recette différente; chacun lui disant que la sienne est la meilleure,
qu'elle est infaillible. Il écrit le nom de tous.

» Parvenu à la basse-cour du palais, le voilà environné de gens qui,
après avoir entendu son mal, lui donnèrent force recettes que chacun
disait être la meilleure du monde. Il les remercie et inscrit leurs noms
aussi.

» Quand il entre en la chambre du duc, Son Excellence lui crie de
loin : « Eh ! qu'as-tu, Gonelle ? » Il répond tout piteusement et mar-
miteux : « Mal de dents le plus cruel qui fut jamais ! » Adonc Son Excellence lui dit : « Eh ! Gonelle, je sais une chose qui te fera passer la
douleur incontinent, encore que la dent fût gâtée. Messer Brossavola,
mon médecin, n'en pratiqua jamais une meilleure. Fais ceci et cela, et
incontinent tu seras guéri ! — Soudain Gonelle, jetant bas sa coiffure
et son attirail, s'écria : « Et vous aussi, Monseigneur, vous êtes médecin !... Voyez ci combien j'en ai trouvé depuis mon logis jusqu'au
vôtre ; il y en a plus de deux cents, et je n'ai passé que par une rue.
Je gage d'en trouver plus de dix mille, si je veux aller partout. Trouvez-
moi autant de personnes d'un autre métier. »

Joubert ajoute : « Voilà bien trouvé et à la vérité, car chacun se
mêle de médecine, et il y a peu de gens qui ne pensent y savoir beaucoup, voire plus que les médecins. »

En médecine, chacun se targue d'une expérience qui lui est propre :
les uns ont une théorie des humeurs, les autres des forces, des nerfs ;
celui-ci sur les ravages du sang, cet autre des vapeurs... Ces folles
prétentions, ces théories médicales, qui excitent la curiosité, qui éton-
nent et amusent, ne sont guère autrement dangereuses tant qu'elles ne
prétendent qu'à une certaine érudition et qu'elles se maintiennent

dans la région élevée d'une théorie dogmatisante ; mais elles deviennent une véritable calamité, elles font un mal immense, quand elles ont la prétention de s'introduire dans les faits de la pratique et qu'on les rencontre à chaque instant au lit des malades.

Il faut voir alors l'empirique, la commère, le théoricien, vantant sa panacée ! Quand un de ces conseillers vient se placer ainsi entre le malade et le médecin, la résistance à nos conseils devient souvent invincible. On n'ose pas toujours résister ouvertement, mais on conspire dans l'ombre; on peut avoir l'air de céder, mais l'expérience nous apprend que le plus souvent la prescription du médecin sera mise de côté pour faire place à celle de la personne étrangère à l'art qui sera venue vanter ou son remède Leroi, ou l'homœopathie, ou la somnambule, ou le camphre divin.....

« Nous avons affaire, dit Munaret, aux dames charitables qui débitent des drogues qu'elles ne connaissent pas à des corps qu'elles connaissent moins encore, pour le plaisir de les débiter; aux curés, qui confient la santé de leurs ouailles à un exemplaire de Buchan ou d'Audin-Rouvière ; aux commères, qui opposent un secret à chacune de nos prescriptions; aux pharmaciens, qui donnent des consultations et triplent le prix réel des remèdes qu'ils ordonnent; aux accoucheuses, qui saignent et guérissent du secret (1). »

Dire à une dame dont la charité commet un délit prévu par le Code qu'elle peut faire plus de mal que de bien, c'est vouloir se faire accuser de jalousie ; mieux vaut, pour le médecin et pour l'humanité, diriger plus sensément son louable penchant à la bienfaisance, en lui indiquant un malade pauvre, honteux, qui a besoin de cérat et de linge pour se faire panser: vous serez écouté avec d'autant plus d'empressement qu'une semblable demande de votre part ressemblera à une consultation, et vous ne vous exposerez pas, en lui faisant sentir les torts d'une monomanie incurable, à perdre ses bonnes grâces ou sa protection (1). »

Il est des personnes dans le monde qui possèdent une certaine instruction, qui croient à la science médicale, mais trouvent plus commode

(1) Munaret, *ibidem.*

4

de se passer de médecin et de se traiter elles-mêmes. Les livres de
médecine usuelle, les *Manuels*, le *Trésor des familles*, la *Médecine sans
médecin*, doivent, pour ces personnes, exonérer le public des visites de
l'homme de l'art. Or, dans la plupart des cas, ces livres ne peuvent
être d'aucune utilité; mais, en nombre de circonstances, ils deviennent
très-pernicieux pour ceux qui s'en servent. Comment, en effet, se
rendre compte des divers symptômes éprouvés et comment surtout leur
attribuer une juste signification? Pour peu que l'on trouve d'analogie
entre les signes que cite l'article qu'on lit et ce qu'on éprouve, on croit
avoir trouvé et on commet une de ces erreurs grosses de conséquences,
comme il nous a été donné à tous d'en rencontrer dans nos divers
services.

Tel malade croit avoir la même maladie que tel autre, mêmes symptômes à peu près : l'un accuse de la langueur avec des frissons irré-
guliers, revenant surtout le soir, suivis de chaleur et de fièvre; un
point de côté avec douleur à la pression entre les côtes; sueurs surtout
pendant le sommeil; gêne de la respiration pendant la marche; perte
de l'appétit, amaigrissement. . . : l'auscultation vous dénote une poussée
tuberculeuse dans le poumon. L'autre accuse à peu près les mêmes signes : l'auscultation vous fait constater que le poumon est en très-bon
état, et vous découvrez un phlegmon chronique de la paroi thoracique!
Quelle différence entre les deux cas, et quelles graves conséquences
d'un traitement identique!... Cependant, si les manuels, les ouvrages
de médecine populaire, ne peuvent dans aucun cas remplacer l'homme
de l'art, il est des circonstances, comme nous essayerons de le démon-
trer plus loin, où ils peuvent rendre des services réels : on ne doit donc
pas, croyons-nous, les proscrire absolument.

Un autre genre de brochures médicales, ce sont les brochures-ré-
clames qui annoncent la cure infaillible de telle ou telle maladie par
certain remède qu'elles sont chargées de patronner. « Ne négligez pas
de revoir à la page 15 le paragraphe 2 »; voici ce qu'on y lit : « Si, après
avoir pris les doses indiquées, votre santé n'est pas rétablie, revenez
au traitement, et cela autant de fois qu'il sera nécessaire pour enlever
le mal, qui cédera infailliblement. » C'est ainsi qu'il nous a été donné

de voir un malade qui se traitait d'une éruption dartreuse par un de ces spécifiques, et qui était dans un état lamentable dont il fut longtemps à se remettre. Le malheureux en était au vingtième jour de purgations non interrompues! et tous les jours il ne manquait pas de recommencer, grâce au paragraphe 2. Encore quelques jours, et le mal cédait infailliblement.....avec le malade.

Ici se place le travers de ces gens qui sont à l'affût de toutes les nouveautés pharmaceutiques, qui cherchent à la quatrième page de tous les journaux pour y trouver un spécifique, qu'ils conseillent ensuite à toutes leurs connaissances. « Heureusement que cette espèce de guérisseurs se recrute parmi les vieux officiers en retraite ou les bourgeois podagres, qui ne trouvent que peu de prosélytes ; car ce sont autant de pécheurs endurcis et raisonneurs, qui meurent dans l'impénitence finale (1). »

Et les commères qui « prêtent leur seringue et leurs cancans » à tous les malades des environs! L'une voit partout un *chaud-et-froid*, et ne sait que *faire suer ;* l'autre ajoute à la sudation « une bonne écuellée de verveine bouillante pour *fouetter le sang ...*» Pendant ce temps elles n'écoutent pas le médecin, et modifient ses prescriptions quand elles ne les envoient pas dormir dans le fond d'une armoire.

C'est surtout à la campagne que les accoucheuses se mêlent de faire de la médecine. Si ce n'était que pour donner les premiers soins en attendant l'arrivée du médecin, elles rendraient service à l'humanité ; mais on en rencontre souvent qui *remettent* des membres *démis* ou *foulés*, qui guérissent *du secret* ou qui saignent intrépidement tous ceux qui viennent les consulter, jeunes ou vieux, « par la seule raison qu'une saignée est un remède à leur portée, et qui coûte moins de temps et d'argent qu'une médecine qu'il faudrait acheter à la ville (2). »

Et les religieuses qui instruisent les enfants et font la médecine des pauvres! c'est-à-dire qu'elles commencent par visiter les indigents et finissent par traiter tout le monde.

Dans certains endroits, à la campagne surtout, on voit l'épicier débiter des drogues pharmaceutiques, et des pharmaciens faire les épiciers :

(1) Munaret, *id.*
(2) *Ibid.*

tous vendent sans ordonnance et sont dépositaires de remèdes secrets. Dans les villes, les pharmaciens ont acquis le monopole des maladies secrètes : ils donnent des consultations gratuites, mais prescrivent une ample provision de sirop dépuratif, de tisanes, de pilules, qu'ils font payer généralement vingt fois leur valeur. « Ce n'est pas une confiance spéciale, dit le docteur Schneider, qui amène le malade dans l'officine : c'est le désir de trouver en bloc et à prix réduits le conseil et le remède ; c'est encore, et le plus souvent, l'espoir de ne mettre qu'une seule personne dans la confidence de son mal. »

La superstition, à combien d'erreurs et de préjugés n'a-t-elle pas donné lieu ? Aujourd'hui un grand nombre de ces erreurs sont tombées, devant le progrès des lumières ; l'ignorance les imagina, les créa ; les progrès de l'instruction et de la raison humaine en ont éliminé une foule ; il en reste cependant encore assez pour que nous insistions un instant : les sorciers, les *jettatore*, qu'on appelle *masques* dans nos pays, les formules cabalistiques, les maléfices, les conjurations, les amulettes de toute sorte. A diverses reprises, les conciles ont été obligés de condamner les superstitions qui se pratiquaient à l'occasion des maladies ou des *sorts*: c'étaient des anneaux merveilleux, des amulettes faites de diverses façons et accompagnées de prières *ad hoc*, des pater-de-sang, espèces de grains de chapelet que l'on portait sur soi et qui guérissaient de l'épilepsie, de la colique néphrétique, des hémorrhagies......

Ces croyances superstitieuses nous aident à comprendre la confiance que l'on a encore, dans les campagnes, aux *sorciers* qui guérissent *du secret*, et chez lesquels on court quelquefois à de grandes distances, parce qu'ils ont le *don !....* Qu'est-ce que le don ? Une force surnaturelle inhérente à telle personne, dont quelquefois elle se doute à peine et que l'on suppose accordée par Dieu, et quelquefois par la puissance ténébreuse. « Quand une maladie traîne en longueur, on va les consulter, leur faire charmer une plaie qui ne veut pas se fermer, leur faire toucher une grosseur que les médecins n'ont pu dissiper. Le sorcier vend ses oracles : « Fort heureusement, disent les gens assez stupides pour y croire, car, s'il avait de quoi vivre, il ne voudrait plus s'en mêler (1). »

(1) Munaret, *id.*

Au reste, pendant des siècles, les rois de France guérissent les écrouelles par simple attouchement. Les rois d'Angleterre s'y essayent à leur tour et guérissent aussi bien que leurs voisins ; ils vont même plus loin : ils bénissent, tout profanes qu'ils sont en la matière, des anneaux qui guérissent des crampes et de l'épilepsie.

« C'est une action sainte, dit Pierre de Blois, d e se tenir à côté du roi, car il est l'oint du Seigneur, et n'a pas reçu en vain l'onction sainte, qui se manifeste par la guérison des écrouelles. »

On pourrait peut-être croire que ces aberrations de l'esprit ne doivent se produire que dans les classes peu aisées, dans les classes ignorantes ! Il n'en est rien cependant. Les classes dites éclairées, celles qui puisent les lumières au foyer commun de l'instruction avancée, quelquefois même brillante, nous offrent parfois des exemples d'une crédulité, d'une simplicité qui ne peuvent trouver une explication que dans une abdication totale et volontaire de la raison. Prenons un exemple assez récent de cette crédulité superstitieuse des classes éclairées : nous voulons parler de la confiance instantanée, de la vogue inouïe dont a joui un moment le zouave Jacob, faisant courir tout Paris à ses séances d'illuminé.

Jacob était un zouave de la garde, gagiste dans la musique de son régiment, où il jouait du trombone, et tout juste assez lettré pour déchiffrer son carton ; un peu songeur, assez solitaire, très-infatué de sa personne, *posant* dans la chambrée. Un jour, un camarade avait la migraine ; le trombone le regarde un instant dans les deux yeux et lui dit : « Non, tu n'as pas la migraine ! — Comment, s'exclame l'autre, je n'ai pas la migraine ? — Non, répond Jacob, tu ne l'as pas ! Je ne veux pas ! Tu es guéri !.... — Tiens, tiens, dit le malade, c'est vrai !... Ça va mieux .. Ça va bien !.... » — On rit d'abord de l'aventure. Le régiment tenait garnison aux environs de Paris ; on parle de ce fait dans le village, autour de la caserne ; on interroge Jacob, il fait le mystérieux.

A quelques jours de là, un villageois à qui on a c onté le fait, malade depuis longtemps, vient au quartier consulter l'illuminé, qui pose un instant devant lui et prononce sentencieusement la formule : « Allez travailler, vous êtes guéri ! » — Le rustre s'en retourne dans sa famille, publie partout qu'il a été spontanément guéri, que le zouave *guérit du regard*.

Le régiment vient à Paris. Des scènes semblables se renouvellent.... Trois mois plus tard, la réputation de Jacob était européenne; les feuilles les plus sérieuses enregistraient ses nombreux succès. Il prend un appartement dans une rue, bientôt encombrée de voitures; la foule des malades devient tellement compacte, que la police est obligée d'intervenir pour rétablir la circulation (1). Depuis les étouffements de la rue Quincampoix, siége de la fameuse banque de Law, on n'avait vu pareille cohue......ni pareille mystification.

Inutile de chercher à expliquer cet engouement subit, inconscient, de toute une population intelligente, pour un homme qui ne représente rien de ce qui d'habitude sait en imposer : le savoir, l'esprit, le luxe, la fortune.... Rien de tout cela ; un simple soldat, un musicien de régiment !... O raison humaine ! ô simple et grossier bon sens ! où étiez-vous donc ?...

Le public, avons-nous dit, a de la tendance à ne voir dans le médecin que le thérapeute, le guérisseur. Or, au vrai médecin, les remèdes font peur, et cette peur est la caractéristique de la sagesse ; il sait que tout médicament influe sur l'organisme ; d'un autre côté, ayant apprécié toute la délicatesse de la machine humaine, il ne met au contact de l'être vivant que des substances dont il a pu mesurer l'action, étudier sûrement les effets; aussi en prescrit-il bien peu à cette heure. « Je juge des progrès réels de la médecine, dit Munaret, par le débit toujours faiblissant de la pharmacie ; c'est que, plus un praticien est instruit, moins il est droguêur. »

Le public, les malades surtout, ne trouvent pas leur compte à cette pénurie de médicaments : ils veulent être soignés quand même, et être soignés par des remèdes. Le médecin en étant avare, ils s'adressent au charlatan, qui en est trop souvent prodigue ; et alors nous voyons le charlatanisme prendre toutes les formes pour conquérir le monde, tromper le public et exploiter sa crédulité et sa sottise !

(1) Le maréchal Forey, hémiplégique, s'y fit conduire !

« Ici c'est l'*ourocope*, le médecin aux urines. A la seule inspection d'une fiole pleine de ce liquide, que le paysan lui apporte de plusieurs lieues, il diagnostique sûrement, grâce aux renseignements que lui donnent adroitement sa servante ou le cabaretier de l'endroit, ses deux compères, que la personne à qui appartient cette urine est une femme, qu'elle est âgée de trente ans, qu'elle a trois enfants, qu'elle a eu des chagrins.... et enfin qu'elle est menacée d'hydropisie ! « Mais j'ai votre affaire, ajoute-t-il: ma poudre et des herbages. » Il donne sa consultation pour rien; pour ses remèdes il prend dix francs, et le paysan s'en retourne enchanté.

» Le lendemain, le traitement commence et le mal semble empirer; mais au bout de quelques mois l'enflure guérit, sans paracentèse, par la naissance d'un quatrième enfant, sur le front duquel on aurait pu inscrire cette sentence de Tissot: « Quiconque ordonne des remèdes sans autre connaissance du mal que l'inspection des urines est un fripon, et le malade qui les avale est une dupe ! » — « Je cite cette histoire, dit Munaret, parce que j'ai connu le fripon et la dupe. »

Plus loin, c'est le colporteur, le *passant*, qui s'insinue partout où il espère placer ses herbes, qui guérissent les coliques et les indigestions ; ses noix muscades, qui poussent les affaires des femmes; son alcool, qu'il intitule eau de Cologne... Rencontre-t-il un cas de phthisie, de cancer, d'épilepsie, il propose son secret, qu'il échange contre l'unique écu d'une pauvre famille, en promettant de doubler la somme, à la prochaine tournée, si le malade n'est pas guéri.. de tous les maux, sans doute. »

Ailleurs c'est le charlatan, celui qui a conservé son vrai nom dans nos campagnes, qui opère en plein air, qui s'en va sur les places publiques débiter à prix d'or ces remèdes héroïques dont il prétend avoir le secret; se faisant passer pour médecin aux yeux de cette foule éblouie par le prestige de carosses dorés et enluminés, donnant le vertige et entraînant le peuple à l'aide d'une musique assourdissante; qui annonce au loin sa présence. Voyez-le débiter les poudres, les onguents, les arcanes, dont les moins mauvais sont tirés de quelque vieux formulaire pharmaceutique ! Ecoutez-le vanter les surprenants effets de son spécifique ; il produit des centaines de certificats aussi authentiques que les pièces de monnaie dont il exhibe une pleine corbeille... Le public fasciné se rue surla drogue et vide son escarcelle dans celle du charlatan.

Ceci est la vieille méthode, qui compte encore beaucoup de succès ! Aujourd 'hui le charlatanisme a pris des allures moins tapageuses, presque honnêtes : c'est en chambre, ou par la presse, que le charlatan prône ses spécifiques ; ce n'est plus à trois ou quatre cents crédules, massés autour de ses chevaux, qu'il parlera, mais à dix, vingt..... cent mille lecteurs qu'il s'adresse !

Enfin nous arrivons au plus redoutable des fléaux : le rebouteur, rhabilleur, renoueur, comme on voudra l'appeler, « est le plus à craindre de toutes les bêtes qui rôdent dans nos campagnes; car, si elle ne dévore pas leurs habitants , elle les estropie ; ce qui est plus malheureux, je crois, pour celui qui ne peut gagner son pain qu'à l'aide de tous ses membres (1).»

Autrefois, quand la chirurgie était tombée dans les mains de l'ignorance, les rebouteurs s'étudiaient à rassembler les différents os du squelette, et s'exerçaient à leur métier sur le mannequin ; ils savaient ou finissaient au moins par savoir quelque chose. Aujourd'hui la plupart ne savent pas lire et n'ont vu une articulation de leur vie.

On ne confie une montre, pour la raccommoder, qu'à celui qui a passé bien des années à étudier comment elle est faite et quelles sont les causes qui la font bien aller et qui la dérangent ; et l'on confiera le soin de raccommoder la plus composée, la plus délicate et la plus précieuse des machines, à des gens qui n'ont pas la plus petite notion de sa structure, des causes de ses mouvements et des instruments qui peuvent la rétablir. » (Tissot.)

« Le rebouteur est un homme de bon âge : plus vieux ou plus jeune, il ne pourrait pas *travailler*, il ne serait pas assez *fort*. Il *n'entend* rien aux maladies du *dedans*: c'est l'affaire des médecins, dit-il dédaigneusement. — Un os *cassé* ou *démis*, un *tendon* ou un *nerf foulé*, une côte *enfoncée*, le *crochet* de l'estomac *dérangé*, telles sont ses hautes attributions (1). »

(1) Munaret, *id.*

Il existe deux variétés bien distinctes parmi nos rhabilleurs : ceux qui prétendent remettre les membres à l'aide de manœuvres naturelles et ceux qui rhabillent *du secret*. Ceux-ci se contentent de passer la main sur le membre malade ; ils marmottent quelques phrases inintelligibles, et l'on s'en retourne rhabillé. Ce ne sont pas ceux qui comptent le moins de succès ! Ils entrent dans la catégorie des sorciers; nous n'insistons pas !

Les premiers se livrent, au contraire, à de grandes manœuvres sur les membres luxés ou fracturés : ils tirent à outrance en tout sens, ploient, retournent, compriment, étirent, élèvent, frottent, abaissent, malaxent, sans rime ni raison, ces pauvres membres endoloris, soit par un accident véritable, soit par toute autre cause !

Rarement appelé pour les fractures graves, à cause de la divulgation forcée qui s'ensuivrait, il appliquera dans tous les cas un appareil bien simple et toujours le même : quatre planches étroites, placées sur les quatre côtés du membre, et une longue *chevillière* enduite de poix ou de térébenthine, pour serrer le tout par des tours circulaires, comme on ficelle un saucisson. Après quelques jours d'application de cet appareil, les douleurs deviennent tellement violentes, que le médecin, appelé en toute hâte, trouve les planchettes enfoncées dans les chairs, par suite du gonflement considérable qui s'en est suivi, et le membre en grande partie sphacélé. La foi robuste du paysan n'en est pas ébranlée : « les eschares gangréneuses sont attribuées à du sang meurtri qui s'en va par la peau ! »

Pour les luxations, mêmes manœuvres, mêmes appareils, mêmes résultats. Toute contusion, toute douleur même, se montrant dans une jointure, même sans violence et persistant quelques jours, est pour le paysan une luxation : « Je me serai démis quelque chose ! » dira-t-il; ou bien : « Je me serai démis sans m'en apercevoir »; ou bien encore: « Si je ne me suis pas complétement démis, je me serai fait sauter quelque *aiguille !* » Sur le tronc, une violence quelconque enfonce une ou plusieurs côtes ! Les côtes à relever, quelle bonne source de revenus pour le rebouteur ! Et, cependant, ils sont bien rares les cas de fracture ou de luxation de côte !

Ceci nous explique les succès innombrables du rebouteur et la confiance inébranlable et toujours croissante du public. Sur cinquante malades qui ont recours au charlatan pour se faire *remettre*, à peine deux ou trois sont-ils véritablement *demis*! Le nombre de leurs succès efface celui de leurs revers, d'autant plus que ces revers sont soigneusement cachés ou attribués au médecin qu'on aura appelé en dernier ressort.

C'est ainsi que la confiance publique suit toujours le rebouteur dans tous les pays, à l'exclusion du médecin. « Les médecins ne savent pas ces choses-là », dit le paysan !

« L'un de mes vénérés maîtres, dit Munaret, le docteur Janson, ancien chirurgien en chef de l'Hôtel-Dieu de Lyon et professeur de clinique, vit aujourd'hui retiré dans sa campagne du Beaujolais. Un jour il voit entrer son fermier tout effaré : — « Ah ! Monsieur, venez, s'il vous plaît à notre aide : mon fils vient de se casser le bras ! — Allons, mon ami, s'écrie le chirurgien en se levant, allons vite panser le pauvre garçon. — Oh ! je vous remercie bien, Monsieur, reprend le paysan, mais ce n'est pas ce que je voulais ; j'étais seulement venu vous prier de me prêter votre voiture pour le mener chez le rhabilleur ! » Cette petite anecdote nous montre bien la confiance exclusive du paysan pour le rebouteur. « Le plus *grand médecin*, selon la croyance des campagnards, ne peut pas être rhabilleur ; il n'a pas le *don*.... de les torturer, de les estropier, de les ensorceler, enfin (1) ! »

III. — ÉTAT DE SANTÉ

Si c'est surtout pendant la maladie que la vie de l'homme superstitieux et ignorant se trouve le plus compromise par le préjugé et l'erreur, bon nombre des maux qui viennent l'atteindre dans un état de santé florissante peuvent rigoureusement se rapporter aux mêmes causes : ainsi,

(1) Munaret, *idem*.

toujours ignorance et routine! Depuis le moment où il ouvre les yeux à la lumière jusqu'à la fin de sa vie, l'homme n'a pas de plus cruel, de plus implacable ennemi que l'erreur et le préjugé.

A la campagne surtout, la femme du peuple accouche comme les reines, la porte ouverte, aux yeux de tous, entourée de toutes les commères du voisinage. — « L'enfant vient de naître; ses vagissements annoncent déjà sa souffrance; les commères s'emparent de cette innocente victime, font le *signe de la croix* et coupent le cordon ombilical. L'une le masse, le frictionne avec du beurre, de l'huile, du vin, sans s'apercevoit qu'il grelotte et qu'elle expose ses quelques minutes d'existence; l'autre s'empare d'une bande de toile grossière et l'emmaillotte, sans commisération, des pieds jusqu'à la tête; une troisième lui pince le nez, qu'elle lui trouve trop gros; une quatrième enfonce son index dans sa bouche et mutile sa langue, pour savoir s'il a le *filet*. Mais c'est à la sage-femme que revient le privilége de lui pétrir la tête, comme si elle appartenait à une statue d'argile, si elle s'est allongée en traversant le passage étroit. — Qui assurerait, dit Richerand, que certains vices de l'entendement ne dépendent point, chez quelques individus, de cette manœuvre imprudente(1)? »

Immédiatement après la naissance, dans les campagnes surtout, l'enfant est baptisé, dans la crainte que, venant à mourir sans être au moins *ondoyé,* il ne soit condamné au séjour des limbes. Ne devrait-on pas, dans des cas semblables, se servir d'eau tiède; et l'action de doucher à froid un cerveau tiède encore des eaux de l'amnios, et à peine protégé par une mince pellicule, ne pourrait-elle pas, dans quelques circonstances, devenir une cause de mort? Mauriceau, Franck, Brouzet, ont vu périr des enfants pour avoir été baptisés avec de l'eau trop froide, et ils ont attribué à ce manque de précautions la fréquence de l'ictère chez les nouveau-nés (2).

A peine sauvé des dangers d'une erreur, l'enfant retombe sous le coup d'une nouvelle. Nous ne saurions mieux faire que de citer encore

(1) Munaret, *idem.*
(2) Munaret, *id.*

le docteur Munaret : « Le supplice du maillot, dit-il, est aujourd'hui généralement aboli dans les villes ; au village, il subsiste et subsistera longtemps, car les mères et les nourrices se débarrassent ainsi d'une surveillance incompatible avec leurs occupations, et à laquelle elles seraient obligées, si leurs nourrissons pouvaient s'ébattre en liberté. « Il faut que l'ouvrage se fasse, disent-elles. — Mais, malheureuses, voyez comme il se défend, comme il pleure ! « Les enfants croissent, quand ils crient. » Voilà leur réponse. Combattre ces erreurs avec toute l'énergie dont on est capable, plaider la cause de tant de pauvres petites créatures, tel est le devoir du médecin, et, dût-il n'humaniser qu'une marâtre sur mille, sa récompense sera belle encore. Sécher une seule larme, dit Byron, est une gloire plus honnête que répandre des flots de sang. »

Relativement à l'allaitement, que d'erreurs encore ! Ici on est pressé de voir l'enfant manger ; on voudrait lui supprimer le lait avant l'éruption de ses dents. Là, au contraire, surtout à la campagne, une mère trouve plus commode, plus économique et plus expéditif, de faire téter son enfant beaucoup plus longtemps qu'il ne convient. « J'ai vu, dit Munaret, des enfants de trois et quatre ans aller aux champs où travaillait leur nourrice, pour déjeuner ou dîner ! » Résultat identique de ces deux erreurs opposées : dépérissement des enfants et rachitisme.

La mère aussi, la nouvelle accouchée, devra traverser bien des épreuves avant son rétablissement complet. Nous ne parlerons pas ici des erreurs qui menacent ses jours pendant l'accouchement, elles trouvent place dans un autre chapitre ; nous ne nous occuperons que de quelques imprudences qu'on lui fera commettre avant qu'elle puisse reprendre son genre de vie habituel. C'est d'abord le repas de baptême, qui se fait à la campagne dans la chambre de l'accouchée : on réunit toute la famille, nombre d'amis et de gais compagnons ; on mange, on boit, on plaisante, on rit, on s'échauffe, on porte des toasts à la jeune mère, et finalement on la force à déguster un verre de vin, qui ne peut que lui être nuisible (1).

(1) Munaret, *id.*

Une autre imprudence de la nouvelle accouchée est celle qui consiste à se rendre à sa première sortie à l'église, lieu froid et humide, pour y recevoir la bénédiction. Ne vaudrait-il pas mieux qu'elle s'habituât petit à petit au grand air, avant de faire cette visite; et la bénédiction du prêtre serait-elle moins efficace, quand elle exposerait moins les jours, ou du moins la santé de cette pauvre femme?

Signalons encore comme nuisibles les visites qu'on a l'habitude de faire aux nouvelles accouchées! Nous n'insisterons pas, du reste, car ceci nous éloignerait de notre sujet.

Revenons aux préjugés qui menacent l'enfant. Un des plus répandus, et qui peut devenir des plus redoutables, veut qu'on respecte absolument les croûtes qu'on voit sur la tête des nouveau-nés, et qu'on appelle croûtes de lait. Or ces croûtes déterminent des démangeaisons très-vives; les enfants se grattent, et avec leurs petits ongles aigus excorient le cuir chevelu. Ces excoriations peuvent, dans certains cas, devenir le point de départ d'accidents très-sérieux, pouvant aller jusqu'à la méningite.

Erreur encore de laisser les poux sur la tête des enfants, sous le prétexte improbable que « les poux sucent les mauvaises humeurs. »

Erreur encore de respecter les écoulements des oreilles, si fréquents chez les jeunes enfants : « parce que, dit-on, si on les arrête, l'humeur rentrera et se portera sur le cerveau ou sur un autre organe important. »

Erreur encore de négliger, comme on le fait trop dans nos campagnes, les bienfaits de la vaccine. On craint tout d'abord que cette opération, qui se pratique avec le virus recueilli sur les pustules vaccinales d'autres enfants, ne soit capable d'inoculer, en même temps que la vaccine, des maladies réputées contagieuses, comme la gale, les dartres, la phthisie, le goître, le rachitisme, les scrofules ou humeurs froides..... On croit encore que la vaccination ne sert à rien, puisqu'on voit des personnes qui ont été vaccinées seulement dans leur enfance avoir la variole *vingt ans après*, ou bien des individus vaccinés depuis peu de temps avoir la variole en *temps d'épidémie!*.... Enfin une dernière erreur, très-répandue sur la question qui nous occupe, est celle qui consiste à croire qu'il est dangereux de se faire vacciner en temps d'épidémie de petite vérole. Le public confond, dans ces cas, la vaccination avec l'inoculation variolique, qui a été usitée autrefois comme moyen préservatif. L'incurie de nos populations rurales est encore une des grandes causes de l'indifférence qui existe pour la vaccine.

» Le paysan grandit et grossit ; mais son bon sens végète dans une atrophique enfance, emmaillotté qu'il est par des préjugés héréditaires ; ce qui m'a fait dire souvent que, si nous pouvions obtenir la moitié de cette docilité qu'il voue si aveuglément et si obstinément à toutes les erreurs, il faudrait retourner l'échelle sociale pour que le paysan se trouvât placé à son sommet.

» A cause de son ignorance, le paysan est superstitieux. Le vendredi, par exemple, est son jour néfaste ; le cri d'une innocente chouette perchée sur le chaume de sa demeure, ou les hurlements de son chien qui souffre ou qui a soif, lui annoncent un malheur dans sa famille : s'il est malade, il a entendu son arrêt de mort !

» Il croit fermement aux revenants, et je crois que les légendes populaires, aussi bien que l'incompréhensibilité relative des phénomènes météorologiques, entretiennent en lui toutes ces lubies du moyen âge, qui ne sont pas sans influence sur sa santé. Je pourrais citer plus d'une maladie grave dont l'origine remonte à l'apparition d'un feu follet, au grignotement d'une souris, aux deux yeux d'un matou qui scintillaient dans l'ombre... C'est pendant les longues veillées d'hiver qu'il faut entendre chaque villageois racontant son *histoire*, à laquelle un silence profond, la lueur vacillante du foyer et les sourds gémissements de Borée, prêtent un air de l'autre monde, qui galvanisent un auditoire d'autant plus avide d'émotions sépulcrales qu'il est plus peureux. J'ai remarqué, et ma remarque concorde avec celle de plusieurs autres confrères, que beaucoup de dysménorrhées dépendent d'une terreur semblable, provoquée et entretenue par les ténèbres de la nuit, au milieu desquels il faut marcher en quittant la veillée (1). »

Pour l'habitant des villes, les revenants, les apparitions, font place à

(1) Munaret, *id.*

une autre préoccupation : « le citadin meurt de la peur de mourir ; il devient de plus en plus hypochondriaque. » C'est dans les villes, et surtout dans les classes éclairées, qu'on trouve ces personnes timorées qui transcrivent toutes les formules, et à l'une desquelles le docteur Marc Merz disait un jour : « Mon ami, c'est une faute d'impression qui vous tuera ! »

Quand les maladies imaginaires s'emparent du paysan, « il a recours aux remèdes de précaution ; et chaque printemps, dit Munaret, il prend le chemin de la pharmacie, mangeant bien, digérant mieux, pour venir demander une *purge*. Il n'est pas malade ; mais n'hésitez pas ! car il vous répondrait qu'il connaît mieux son tempérament que vous ; qu'il lui faut une *dose un peu forte*, parce qu'il est *dur à mener*. Votre refus va l'envoyer chez l'épicier, qui lui vendra sans scrupule quelque chose de *fort et à bon marché*, une *médecine de cheval ;* ce qui satisfera pleinement votre malade imaginaire, mais lui sera nuisible.

« Le lendemain, la *médecine de cheval* le *mène*, comme il dit très-expressivement, *par-dessus* et *par-dessous*, à sa grande satisfaction ; mais quelques jours après il revient, accompagné d'une gastro-entérite et sans être converti pour cela : Monsieur le médecin, vous dit-il, j'ai pris la *purge* que vous me défendiez ; elle m'a fait évacuer, sauf votre respect, toute la bile que j'avais dans le corps, et cependant je me trouve plus mal; *mes humeurs sont en mouvement,* et je vous prie de me donner une *médecine* plus douce, pour m'en débarrasser tandis que je suis *en train.* » On pourrait dire, avec Michel Montaigne, à ces malheureux : « Faites ordonner une purgation à votre cervelle, elle sera mieux appliquée qu'à votre estomac. »

Au printemps encore, un autre, dans l'état de santé le plus parfait, « vient réclamer de votre ministère un coup de lancette, parce qu'il a eu le malheur de se laisser *tirer du sang* dans cette saison ; et tous les ans c'est à recommencer, autrement il retomberait malade. Si vous ne parvenez pas à le détourner d'une opération au moins inutile, saignez le ; tirez-lui quelques grammes de sang, pour lui en sauver un kilog. et plus ! Tâchez de lui faire comprendre qu'une saignée de précaution, pour être profitable, ne doit jamais être abondante. Si vous aviez refusé, il serait allé chez la sage-femme de son endroit, qui l'eût saigné *larga manu*, en lui rappelant que l'année suivante, il ne faut pas retarder sa *saignée du printemps,* pour éviter un *malheur....* et lui faire gagner cinquante centimes (1). »

« Un autre préjugé relatif à la saignée, dit Munaret, fait croire que la première sauve la vie, et, en conséquence, le paysan refuse de s'y soumettre tant qu'il n'est pas dans un état tellement grave, qu'elle devient inutile quand il s'y décide. » Si ce préjugé était vrai, remarque Tissot, il serait impossible que personne mourût de sa première maladie, ce qui arrive journellement. « Le nombre de paysans que ce préjugé laisse mourir, dans les campagnes, est incalculable. »

Citons encore l'influence néfaste de l'almanach dans les campagnes, « ce petit livre, dit Munaret, qui jouit immémorialement de toute la confiance du paysan, ce *compendium* de sa médecine, de son agriculture, de sa politique, de son économie domestique. Bon saigner, bon purger, bon ventouser, ces six mots lui représentent tout l'art de guérir. Aujourd'hui donc, si vous voulez le saigner et que l'astronome *Antoine Souci* ne le veuille que demain, tant pis pour vous et pour le malade, car vous obtiendrez difficilement la préférence; ou, si vous l'obtenez et que le malade meure, votre réputation est livrée pieds et poings liés aux regrets et aux représailles des *almanacophiles.* » — « C'est ainsi, dit Tissot, qu'un ignorant faiseur d'almanachs décide de la vie des hommes, et en tranche impunément la trame (2).»

Disons maintenant un mot de l'hygiène dans les classes besogneuses. Et, d'abord, occupons-nous des maisons que le paysan fait construire, en dépit du bon sens, au milieu de mares puantes, et qu'il entoure, en guise d'ornement, de fumier, de paille pourrie, de détritus de toute sorte; ce qui a fait dire un jour : « Si les maisons poussaient comme les plantes, elles auraient vite monté, grâce à l'engrais! »

La première préoccupation architecturale du petit propriétaire qui construit est de faire à sa maison le moins d'ouvertures qu'il le pourra,

(1) Munaret, *id.*
(2) Munaret, *id.*

de pratiquer des trous, des jours de misère, à la place de croisées qui seraient nécessaires, afin d'éviter autant que possible l'impôt sur les ouvertures. Aux défectueuses conditions dans lesquelles sont construites les habitations vient se joindre, par ce fait, un manque de jour et d'aération très-fâcheux, qui contribue pour une large part à l'insalubrité des lieux.

Le paysan se préoccupe aussi du froid, et fait tout ce qu'il peut pour se mettre à l'abri de ses rigueurs sans qu'il en coûte davantage. Pour cela, au lieu de donner aux murs de bonnes épaisseurs, d'employer de bons matériaux, d'avoir des fermetures exactes, des cheminées bien faites, toutes choses qui seraient l'occasion de quelques dépenses, on a recours aux procédés primitifs ; on fait comme certaines espèces hivernales, on s'enterre vivant : on construit en contre-bas du sol à une certaine profondeur. Si la déclivité du terrain s'y prête, on enfouit une des deux faces de l'édifice jusqu'au premier étage.

On élève ainsi des habitations qui, au lieu d'abriter et de protéger les générations qui doivent y recevoir le jour et y passer leur vie, conspirent, dès l'origine, contre leur santé. L'humidité y est extrême, et dans cet espace humide manquent l'air et la lumière ; air, lumière, indispensables à la salubrité d'une habitation, non-seulement pour les hommes, mais pour les animaux. — Le résultat forcé de cet état de choses, pour la famille et surtout pour les enfants, est déplorable : rhumatismes chroniques et déformants, les maladies de la peau, pour les grands; scrofules, rachitisme et quelquefois phthisie, pour les enfants.

Outre les conditions déplorables d'insalubrité où se trouvent les habitations rurales en général, le voisinage, on peut dire le contact immédiat de l'écurie, ajoute encore à la viciation de l'air. Les émanations des fumiers infectent la pièce commune à la famille.

La rigueur du climat, dans certaines régions, a fait adopter et conserver les lits clos : ce sont des espèces d'armoires ou placards, au fond desquels se trouve le lit. Là, le père, la mère, les enfants, se trouvent réunis pour la nuit. Quand tout le monde est entré dans cet étroit espace, on fait jouer les vantaux, et toute la famille passe la nuit dans une atmosphère impure, d'où s'échappent, le matin, des vapeurs délétères et fétides.

6

Malgré ces causes d'insalubrité, la campagne présente de si bonnes conditions hygiéniques par ailleurs, que c'est là que nous trouvons les plus beaux types de robusticité. La nourriture y est ordinairement saine; peu de viande cependant, des herbages, du lait, des fruits plus ou moins mûrs, plus ou moins avariés, car le paysan vend tous les produits qu'il peut placer et ne garde pour sa consommation que les choses dont il se déferait difficilement ; comme boisson, l'eau, le cidre, la petite bière, le vin seulement dans les pays où l'on en récolte. Fait digne de remarque, l'abus du vin ne se produit guère que dans les pays où le pauvre en est privé ordinairement.

Le peuple des villes a une nourriture plus substantielle : il mange plus de viande, mais il abuse du charcutier; les viandes salées ou fumées dont il se nourrit fatiguent son estomac et lui procurent des digestions difficiles. Il ne boit guère que du vin frelaté, qui vient ajouter son action nocive aux mauvaises conditions hygiéniques dans lesquelles il est obligé de vivre.

Quant aux vêtements, ils varient dans chaque pays, et nous trouvons ici encore des erreurs préjudiciables à la santé. Nous n'insisterons pas, d'ailleurs, et nous ne ferons qu'en indiquer quelques-unes. On a signalé l'abus du corset pour les dames ; pour les hommes, on peut citer l'usage de pantalons serrés à la ceinture et portés sans bretelles ; ou bien l'usage de pantalons serrés aux genoux, comme en porte le peuple dans certains départements de Bretagne. Les premiers, par une compression des organes abdominaux, sont souvent nuisibles; les autres prédisposent aux varices, aux œdèmes. Enfin un travers du peuple des villes consiste à se charger le corps de trop de vêtements, tandis que le paysan brave avec la même veste les rigueurs de l'hiver et les chaleurs de l'été. Le citadin garantit mal ses pieds de l'humidité; le paysan a adopté l'usage des sabots ou des souliers à semelle de bois, excellentes chaussures contre l'humidité.

Dans les villes, la propreté du corps est minutieuse dans les classes riches et aisées, et le peuple se contente de se jeter dans le courant d'un fleuve ou d'une rivière, plutôt pour se rafraîchir pendant les ardeurs de la canicule que pour se décrasser ; mais ce bain le décrasse, et l'hygiène y trouve son compte. On l'a dit très-sagement, et nous ne saurions trop le répéter au peuple, la propreté est et doit être le luxe de ceux qui n'en ont pas d'autre.

Le paysan ne se baigne ou ne se lave que lorsqu'il tombe dans l'eau; aussi tous les inconvénients de cette négligence s'observent-ils à la campagne : éruptions cutanées variables et odeur nauséabonde des parties abondamment pourvues de glandes sébacées. La peau se recouvre d'une couche de crasse qui en masque la couleur, et le facies, terreux quelquefois, pourrait achever de faire croire à des lésions organiques qu'une lotion savonneuse pourrait guérir. Jamais le paysan ne consentira à se laver dans l'état de santé; mais, quand la maladie l'a frappé, il consentira à quelques ablutions, si on les lui prescrit comme partie du traitement qui doit le guérir. En dehors de l'ablution du baptême, il n'y a que cette seule occasion offerte au médecin pour le décrasser.

Les dents, à la campagne, sont généralement blanches, malgré la profonde incurie du paysan à leur égard; il faut l'attribuer à sa sobriété et à la nature plutôt végétale qu'animale de son régime.

Les paysans ne se peignent pas quelquefois de toute leur vie, quoiqu'ils étrillent tous les jours leurs bestiaux ; aussi la sueur se concrète en écailles furfuracées, plus ou moins épaisses, qui abritent des insectes et recouvrent des éruptions qui finissent par se généraliser au cuir chevelu. Tous les sept jours, le dimanche, on se rase; le reste de la semaine, la sueur stagne sur la face, la poussière s'attache sur les joues : d'où des prurigos, des éruptions dartreuses quelquefois très-longues à guérir.

Les femmes rougissent quand le médecin est obligé de leur recommander les lavages et les ablutions commandées par leur sexe; le mélange des sueurs, des mucosités, du sang menstruel, leur cause souvent des prurits et des érosions cuisantes, que l'on pourrait croire syphilitiques et traiter comme telles, ce qui serait une grave erreur.

Nous n'en finirions pas si nous voulions relever toutes les erreurs que nous trouvons dans le peuple, relativement à l'hygiène; la vie entière des classes peu éclairées n'est qu'une erreur, erreur non de tous les jours, mais de tous les instants. C'est au médecin de campagne qu'incombe le

devoir d'en atténuer la portée et de s'efforcer de les faire disparaître :
« Le médecin de campagne, dit M. le professeur Trélat (1), qui com-
prendrait et saurait vraiment honorer sa mission, deviendrait l'archi-
tecte et l'instituteur de ses malades. Il assainirait leurs demeures, allon -
gerait leur existence, et la rendrait plus heureuse ; il cultiverait leur
esprit, leur cœur, multiplierait leurs impressions, développerait leurs
sentiments et leur raison. »

Mais la tâche n'est pas facile ; le paysan est réfractaire aux *innovations* de toute sorte: « Enseigner l'hygiène à nos campagnards est une
peine inutile, c'est vouloir perdre son temps ; il vaudrait mieux la leur
imposer par une loi: *Salus populi, suprema lex.* »

IV. — LA MALADIE

Nous voici arrivé en face de l'homme malade ! C'est ici surtout que
nous allons voir les erreurs et les préjugés dominer la situation et
donner lieu aux pratiques les plus bizarres, les plus extravagantes. Pour
mettre un peu d'ordre dans notre exposition, nous nous occuperons
d'abord des erreurs générales, des préjugés qui se rapportent, non pas à
telle ou telle maladie, mais plutôt à l'hygiène des maladies ; nous pas-
serons ensuite en revue quelques-unes des pratiques employées par le
peuple dans certaines affections, et, afin de renfermer notre travail dans
les limites d'une thèse ordinaire, nous ne citerons guère que les pratiques usitées dans les pays que nous avons visités, celles dont notre mémoire a conservé le souvenir.

Le premier préjugé que nous trouvons dans cet ordre d'idées est le
fatalisme, si répandu dans nos classes ignorantes. Le médecin peut
bien, à l'aide de la science et des moyens dont elle dispose, soulager
l'homme qui souffre, avancer même, s'il doit guérir, le moment de la
convalescence ; mais il ne peut dans aucun cas sauver la vie d'un ma-

(1) Trélat, *Lettres sur la Picardie.*

lade; l'heure de la mort étant marquée pour tout le monde, rien ne saurait prévaloir. L'intervention du médecin, dans ce cas, devient inutile ; il ne peut qu'apporter quelques douceurs, quelque soulagement, sans éloigner l'heure fatale !

Dans ces circonstances, on commence à soumettre la maladie à l'épreuve de l'eau. Un linge déjà porté par le malade est jeté dans la fontaine sacrée : s'il surnage, le malade doit guérir, et alors on pourra appeler le médecin ; s'il s'enfonce, au contraire, le malade mourra, et la visite du médecin devient dès lors une dépense inutile. Si, dans quelques cas cependant, on se décide à appeler l'homme de l'art, c'est plutôt par acquit de conscience, ou pour se mettre en règle avec les commentaires du voisinage. « Vous appelez le médecin, dit un philosophe de village à son voisin ; mais, avec toute sa *savance*, il ne guérira pas votre père, si la mort y est ! — Je sais bien que mon père *a fait son temps*, répond le voisin, et, si je fais venir le médecin, c'est pour faire taire les mauvaises langues ! — A la bonne heure ; mais au moins ne dépensez pas votre argent avec ses drogues (1) ! »

On voit les conséquences de cette erreur ! C'est ainsi qu'on voit journellement ce fait sauvage et inhumain de familles laissant mourir un des leurs sans avoir demandé l'assistance d'un médecin.

Cette erreur dans les populations rurales ne s'étend pas au delà de la médecine propre à l'espèce humaine. La *bête* peut être parfaitement soustraite à une mort prochaine et certaine par un traitement convenable ; aussi court-on chez le maréchal, cet empirique de l'hippiatrie, ou chez le vétérinaire, quand il y en a un : on le presse, on s'agite, on met tout en pratique pour sauver ce bœuf malade ; mais on laisse mourir une épouse, un père, un fils, sans jeter un cri d'alarme, et cela dans nombre de cas.

Le peuple a horreur de la diète ; le médecin aura beau la prescrire, on aura beau lui promettre de l'observer, le malade mangera tout ce qu'il ne devrait pas manger : du pain, des œufs, de la viande ... ; il boira des liqueurs, du vin *brûlé*, c'est-à-dire sucré et aromatisé! La

(1) Munaret, *id.*

fièvre s'allume, et lui de se réjouir : « ses forces lui reviennent. » Le médecin, étonné d'une recrudescence, d'une aggravation que rien ne justi-
fie, n'arrive à découvrir la vérité qu'avec beaucoup de difficulté, et en
usant d'artifices : on la lui cachera d'autant plus que le danger sera plus
grand. Si le malade guérit malgré lui et les siens, il osera se vanter
de ne pas avoir suivi ses prescriptions : « Ce ne sont pas ses *fioles* qui
m'ont *tiré d'affaire*, mais la *bonne nourriture*.....» Outre la crainte
chimérique de mourir de faim, quand ils sont alités par la fièvre, les gens
de la campagne s'imaginent que le médecin prescrit la diète pour les
affaiblir, entretenir leur maladie et gagner davantage (1) !.... »

Et, malgré ces infractions aux règles diététiques, la plupart des malades guérissent à la campagne. « J'ai admiré plus d'une fois, dit Ra-
mazzini, de quelle manière plusieurs paysans atteints de maladies ai-
guës avaient pu s'en guérir, je ne dirai pas sans remèdes, mais en suivant un régime copieux et succulent. »

Tous ces préjugés ne se retrouvent pas à la ville ; ici, tout le monde
suit les prescriptions médicales, et les fantaisies du malade sont d'abord
soumises au médecin. A la campagne, au contraire, on satisfait avec
une condescendance aveugle à tous les désirs de celui qui souffre, et on
a bien soin de cacher ces faiblesses au médecin, de peur d'encourir ses
reproches.

Aux premières atteintes de la maladie, le paysan tâche de se vaincre,
de *court-bouillonner* une fluxion de poitrine avec du *vin brûlé*, de se
fatiguer davantage pour étourdir son mal ; vaincu lui-même et obligé
de s'aliter, il essayera d'abord sa recette, s'il en a une, et puis toutes
celles du voisinage. « L'ignorant a toujours plus de penchant à se traiter lui-même, dit Buchan. C'est lui qui a le moins de confiance dans
les médecins. » Le mal s'aggrave en dépit, ou plutôt à cause de ces ten-
tatives empiriques, et on se décide alors à faire venir le médecin; heureux s'il n'arrive pas trop tard !

Dans nos pays, pour le vulgaire, toute maladie qui s'annonce par de
la céphalalgie, de la fièvre, est due au soleil, et, pour tout traitement,

(1) Munaret, *id.*

les commères ont inventé un moyen bizarre de *lever le soleil au malade :* on renverse une marmite d'eau bouillante dans un plat, une cuvette quelconque, et on laisse la marmitte renversée par-dessus ; l'eau remonte alors dans le vase renversé, et, si l'opération est bien faite, le malade doit être guéri dès le lendemain. Ailleurs, au début de toute maladie, on accable le malade sous le poids de nombreuses couvertures pour le faire suer ; le médecin arrive et donne un peu d'air à ce malheureux qui étouffe. Mauvaise inspiration si le malade ne guérit pas ; les commères diront partout : « Le médecin l'a fait refroidir, quand les sueurs venaient ; la sueur est *rentrée* et le malade est mort. »

Un autre préjugé relatif à la maladie et répandu dans certaines campagnes, c'est la proscription absolue du linge blanc de lessive, sous le prétexte qu'il *empêche de suer* et qu'il *porte malheur*, « par allusion sans doute, dit Munaret, à la dernière toilette que nécessite l'ensevelissement. » C'est ainsi que l'on voit dans certaines régions, après l'accouchement, la jeune mère rester sur un lit de douleurs, sans se permettre de changer de linge, au moins pendant huit jours francs, sous peine de courir les plus grands dangers. A la rigueur, on permettrait de changer, pourvu qu'on employât du linge déjà porté, ou qui, étant sali, aurait été seulement rincé, au lieu de passer à la lessive. Si le médecin, en pareille circonstance, essayait de faire violence à ce préjugé et qu'il survînt des accidents, on ne manquerait pas de les attribuer à cette témérité ; et, si ces accidents devenaient mortels, on ne se lasserait pas de les reprocher à celui qui serait accusé de les avoir provoqués par son imprudence. On sent bien toute l'importance d'un pareil préjugé et l'influence désastreuse qu'il exerce sur les suites de couches, dans le pays où il existe : en aucune circonstance de la vie, la femme ne jouit d'une sensibilité organique aussi grande, d'une aptitude plus funeste à l'absorption miasmatique.

A côté de ce préjugé de malpropreté, nous pouvons citer la vogue de certains remèdes qu'on adopte indistinctement pour toutes les maladies, et le discrédit de certains autres qui sont absolument rebutés dans tous les cas. Nous pourrions aussi citer l'inconstance de certains malades, qui ne peuvent pas s'assujettir plus de quelques jours au médicament :

il faut alors user d'artifice et changer au moins l'apparence du remède, si l'on ne veut pas perdre le mérite d'une guérison commencée, et qui ne demande que la persévérance des premiers moyens pour s'accomplir. « S'imaginer qu'un remède est inutile, dit Tissot, parce qu'il ne détruit pas la maladie au gré de notre impatience, et le rejeter pour en prendre un autre, c'est casser une montre parce que l'aiguille emploie douze heures à faire le tour du cadran. »

La saignée et les sangsues sont encore à la mode dans les villes. Le paysan se décide difficilement à une première saignée, et encore exige-t-il qu'elle soit petite ; mais, si cette saignée lui est favorable, il ne demandera qu'à se laisser *tirer du sang*. Une bonne saignée pourra lui en économiser plusieurs autres, pensera-t-il, et plus on lui *tirera* de sang, plus vite aussi reviendra sa santé, puisque c'est le sang qui *lui fait la guerre....* A la suite de la moindre peur, il faut uriner d'abord et se faire saigner ensuite : autre aphorisme qui fait loi dans nos campagnes (1)..... »

Suivant que le paysan aura ou non des sangsues, il opinera pour la saignée ou pour ces dernières, par mesure d'économie. Le pire de cette économie est d'encourager l'usage des sangsues pour tous les maux. Une autre raison qui plaide en faveur des sangsues, c'est qu'elles ne *pompent* que le *mauvais sang* dans la plupart des maladies.

« Toute maladie qui ne se manifeste pas aux yeux du paysan par ces symptômes de l'inflammation : rougeur et chaleur, est réputée venir des humeurs ou de la faiblesse. Le traitement est tricéphale : on le commence par la *bonne nourriture*, on le continue par les vésicatoires et on le termine dignement par une ou deux purges! « Un vésicatoire, disent les commères, ne fait jamais de mal ; au contraire, il attire nos humeurs à la peau. » Elles considèrent l'exsudation comme une humeur renfermée *en dedans* et qui engendre la maladie....., tandis qu'un vésicatoire a la propriété, selon cette croyance, d'expulser l'*humeur peccante* au travers des pores ; de même, la purge la *pousse par le bas....* (2). »

(1) Munaret, *id.*
(2) *Ibid.*

Toutes les maladies des enfants, pour le vulgaire, sont dues à la présence des *vers :* système commode et économique à la fois, car une dose de mousse de Corse ou de semen-contra dispense d'aller au médecin.

Disons un mot aussi des médicaments disgraciés dans les campagnes: d'abord l'émétique, « qui empoisonne celui qui ne peut pas le rendre » : il suffit, dans la plupart des cas, de l'appeler tartre stibié.... pour voir toute crainte et toute répugnance s'évanouir et le malade prendre volontiers le remède qu'il repoussait tout à l'heure de toutes ses forces ! — Vient ensuite le mercure, « un poison qui *court dans les membres* et tourmente le malade jusqu'à ce qu'il en meure » ; on peut, lui aussi, le dissimuler facilement à la faveur de ses nombreuses préparations. — Notons que, parmi les remèdes que vend le *passant* dans les campagnes, il se trouve toujours quelque pommade à base de mercure ! — Enfin l'opinum, « une *médecine* réprouvée, qui *peut endormir pour tout de bon!* Quelques médicaments ne déplaisent que par le mode d'administration: ainsi les lavements, ainsi les injections hypodermiques, qu'il est si difficile de faire entrer dans la pratique rurale ! Les malades demanderont toujours quelque chose à prendre par *en haut!* . . . . .

« Le cautère est un bon remède, dit le paysan, pour faire sortir les humeurs ; mais le vésicatoire vaut mieux, parce qu'on n'est pas obligé de l'entretenir le reste de la vie. » — « Le sinapisme épouvante le paysan, et, si vous n'avez pas la précaution de combattre le préjugé qui le fait voir comme un moyen *in extremis,* ou il refusera de *mettre la moutarde, parce qu'il n'est pas à l'agonie,* ou bien la frayeur causée par l'ordonnance pourra, sans qu'on puisse le soupçonner, aggraver son mal, lui donner la fièvre. A la ville, au contraire, le même remède jouit d'une grande popularité ; les commères, les gardes-malades, ne manquent jamais d'*appliquer la moutarde* en attendant le médecin (1). »

Citons ici le préjugé, qui met toutes les maladies de la poitrine sur le compte de la phthisie, et qui fait croire que toutes, sans exception, sont héréditaires et incurables. Que le médecin se garde de prononcer le mot de poitrine, on lui répondrait avec aigreur qu'il n'y a jamais eu

(I) Munaret, *id.*

de *poitrinaires* dans la famille et que le malade n'est donc pas *attaqué de la poitrine*. A cause de ce préjugé, le paysan confond son *estomac* avec sa poitrine, et on s'exposerait à de graves erreurs si l'on n'adoptait pas, comme investigation probatoire, de lui faire placer la main sur la partie malade. — C'est encore par suite de ce préjugé qu'un malheureux phthisique est relégué loin de ses semblables, qu'on le tient à l'écart autant que possible, pour le laisser *cracher ses poumons !* Après sa mort, on nettoie partout avec soin, car il suffit de marcher pieds nus, disent les commères, sur l'ex–crachat d'un *poitrinaire,* pour *attraper son mal* (1). »

Si nous passons maintenant à la pratique chirurgicale, le premier préjugé que nous trouvons est celui qui consiste à croire le médecin, le docteur, incapable de faire n'importe quelle opération chirurgicale : le médecin est chargé des maladies *du dedans*, et le maniement du bistouri est l'apanage de l'officier de santé, du chirurgien, comme on dit dans les campagnes.

D'ailleurs, toute opération par le fer ou par le feu est formellement repoussée par le paysan, et ce n'est pas sans peine, sans hésitation, qu'il finit par s'y décider. Une fois familiarisé avec l'idée de se faire opérer, il se montrera très-dur à la douleur, il ne *craindra pas ;* mais il sera peut-être trop tard, et le succès de l'opération pourra être compromis par le retard que le malade y aura apporté ! Mieux vaut alors ne pas opérer. Dans les campagnes, une opération quelconque est une chose grave ; tout le monde en parle, s'en occupe pendant des mois entiers ; et, si le succès ne vient pas montrer le bien-fondé de l'opération, la position du médecin devient difficile : « Il n'est pas aussi adroit que le chirurgien (l'officier de santé) », dira-t-on ; ou bien : « Il n'a pas la main aux outils » ; enfin on finira, en manière de conclusion : « Le malade avait bien raison de se défendre ; sans l'opération, il serait encore plein de vie (2). »

« Une autre erreur relative aux mêmes opérations chirurgicales est

(1) Munaret, *id.*
(2) *Ibid.*

d'apprécier leur difficulté et, par suite, leur mérite, d'après le sang répandu, la longueur d'une estafilade et l'étendue des lambeaux dénudés et disséqués. C'est ainsi qu'une amputation de cuisse, que l'ablation d'un sein, l'extirpation d'une loupe volumineuse, sont des boucheries tellement estimées, qu'une seule d'elles suffit pour faire une réputation de grand chirurgien ; tandis que l'iridectomie, la cataracte, ne sont que des bagatelles d'oculiste : « Il n'y a pas eu quatre gouttes de sang », dira le spectateur désappointé (1).

Quant aux emplâtres, onguents, baumes, vulnéraires, ils ont conservé toute la confiance et l'estime du paysan : « Comment se persuader, dit Richerand, que depuis tant de siècles les hommes se trompent encore sur la manière de remédier aux moindres accidents, aux coupures, aux blessures les plus légères ? Comment l'expérience ne leur a-t-elle pas appris que, dans une blessure qui est encore saignante, il suffit de nettoyer la plaie, d'en rapprocher les bords et de les maintenir en contact ? » Le paysan est réfractaire aux innovations, avons-nous dit, et il ne fera aucun essai pour arriver à un meilleur mode de pansement ; aujourd'hui, comme il y a cent ans, s'il se fait une blessure, on le voit boire un verre *d'eau d'arquebuse,* tandis que sa femme lui apprête l'un des mille et un onguents qui composent la pharmacopée populaire ! »

Enfin signalons, en terminant cet exposé très-incomplet des préjugés généraux, la répugnance extraordinaire pour l'hôpital, que nous retrouvons partout dans nos contrées méridionales. Malgré toutes les misères qui compliquent la maladie dans les campagnes, le dénûment, l'insalubrité locale, le défaut d'air et d'espace, l'insuffisance des vêtements, du chauffage, de l'alimentation, des soins médicaux, le paysan ne se décide pas facilement à quitter sa chaumière pour une salle d'hôpital : « La chaumière délabrée, dit Reveillé-Parise, son réduit obscur et malsain, son grabat, son foyer, ont pour lui des liens secrets de vif et profond attachement ; puis sa pauvre femme, ses pâles et chétifs enfants, entourent sa couche et savent le consoler. Il n'est pas jusqu'à ses voisins de village, jusqu'aux arbres qui l'entourent, au bruit prochain ou

(1) Munaret, *id.*

lointain des travaux agricoles, au je ne sais quoi qu'il respire, du ciel qu'il voit, de l'eau qui coule, du moulin qui bat dans le lointain, qui ne le fixent au sol qui l'a vu naître, où il souffre, où il veut mourir, s'il est possible, la charrue à la main, sous le soleil; alors il prend patience, il se résigne, et, dans ses actions, le *fiat voluntas tua, Domine*, brille sans faste comme sans ostentation (1). »

Nous avons parlé des erreurs et des préjugés généraux, il nous reste maintenant à nous occuper des erreurs du public dans les maladies en particulier. Le sujet serait vraiment inépuisable si l'on voulait s'occuper de toutes les erreurs qui se débitent, soit dans l'application erronée que fait le public de l'affection dont il parle, soit au sujet des remèdes que la crédulité, l'ignorance et la tradition ont prônés dans divers pays et à diverses époques. Nous allons nous occuper spécialement des remèdes populaires dans nos contrées et pour certaines maladies.

Quand le médecin est admis auprès d'un malade, soit à la ville, soit à la campagne, il est rare que l'on n'ait pas déjà commencé un traitement, que l'on n'ait pas mis en pratique une de ces médications recommandées par une commère ou un empirique quelconque.

D'abord les maladies de l'enfance sont presque toutes traitées par les commères et par des moyens peu coûteux. « Quand un enfant est malade, dit le docteur Schneider, les voisins persuadent à ses parents qu'il n'y a rien à faire pour un petit être qui *ne parle pas ;* en conséquence, on n'appelle pas le médecin. L'enfant a des pincements d'entrailles et, comme *il ne parle pas,* il crie, et, quand il a bien crié, il meurt . . . . . »
Voici un enfant qui ne veut plus téter : il est ensorcelé (*emmasqué*). Aussitôt la mère, le tenant dans ses bras, couvert de l'étole du curé, qu'elle aura empruntée pour la circonstance, s'en ira à minuit cueillir un paquet de sauge dans un endroit déterminé, et, le lendemain, grâce à l'infusion de cette sauge qu'on lui donne, l'enfant recommence à téter ! Ailleurs, dans les mêmes cas, on prend un poumon de mouton (le *mou*), qu'on met dans une marmite; on y plante *treize* longues aiguilles *rouillées*, et on le fait bouillir à partir de minuit jusqu'au moment où la *masque* entrera; on la chasse alors : l'enfant reprend le sein !

(1) Reveillé-Parise, *de l'Assistance publique et médicale dans les campagnes.*

Ici c'est un enfant qui éprouve les accidents de la dentition : diarrhée opiniâtre, ballonnement du ventre... La mère ne manque jamais, surtout au début, d'attribuer le mal qui le tourmente, comme d'ailleurs pour toutes les maladies de l'enfance, à la présence des *vers :* « Cet enfant se frotte le nez, il a des vers » ; et, sans se préoccuper davantage, sans consulter, on le gorge de vermifuges ! Un autre a des convulsions, qui tiennent à n'importe quelle cause ; ce sont encore les *vers* qu'on incriminera, et alors les vermifuges, le collier de *gousses d'ail* autour du cou !... Les vers sont accusés de toutes les indispositions, de toutes les maladies des enfants ; ils sont, en effet, plus fréquents chez ces derniers que chez les adultes, mais cependant pas autant que le supposent les femmes du peuple et les charlatans. « Tout médecin, dit Munaret, qui s'annonce contre les vers, dispose favorablement le public à l'écouter, et, quand il opère avec sa drogue, il les expulse, on les voit ; si on ne les voit pas, ils sont fondus, et il n'en est pas moins un habile homme ! »

Parmi les maladies de l'enfance, il en est une, le *carreau,* qui donne lieu à une superstition très-répandue. Dans le cours de la maladie, les enfants maigrissent beaucoup, tout en conservant leur appétit ; le ventre prend des proportions considérables et devient proéminent, ce qui fait contraster son volume avec l'émaciation du tronc et des membres. On voit alors sur le thorax, à l'intersection des côtes, les attaches musculaires former comme des digitations, et, avec de la bonne volonté, on peut y reconnaître la forme d'une main. On dit, dans les campagnes, que c'est une âme qui presse la poitrine de l'enfant et cherche à l'étouffer, afin sans doute de se réunir à la sienne, et, pour preuve, on ne manque pas de vous montrer l'empreinte des mains qui de chaque côté serrent le petit malheureux. Dès lors on n'a plus qu'à savoir quelle est l'âme qui veut entraîner celle de l'enfant. Si quelque grand parent est mort depuis peu, c'est la sienne qui est accusée de cette attention homicide ; à défaut de grands parents, on suspecte quelque autre mort, un voisin ou bien un ennemi.

Dans ces conjectures, on a recours à l'épreuve de l'eau : un lange de l'enfant est jeté dans la fontaine réputée sacrée : si l'enfant doit vivre, le lange surnage ; s'il enfonce...., l'enfant mourra, et dès ce moment il est abandonné à sa mauvaise fortune. Si le lange a surnagé, il reste une difficulté, c'est de savoir de quel lien, réputé *saint*, *dépend* la maladie, afin qu'on puisse parvenir à faire lâcher prise à l'âme, auteur du mal. C'est la matrone la plus autorisée du village qui décide le cas, quelquefois même on s'adresse au médecin pour savoir d'où *dépend* l'enfant.... On voit d'ici l'embarras et l'insuffisance du praticien devant une pareille question.

Le coryza est inquiétant pendant la lactation, parce que l'enfant a de la difficulté à respirer : il ne peut ni téter, ni dormir ; les bonnes femmes lui insufflent dans les narines du sucre pulvérisé, et ce remède réussit souvent.

L'ophthalmie des nouveau-nés est encore assez fréquente. A la campagne, on ne va pas chez le médecin pour ce qu'on appelle un *coup d'air :* la mère instille sur les yeux de son enfant le lait tiède de sa mamelle, et la plupart du temps elle le guérit. Si l'instillation ne suffit pas, une *mouche* derrière les oreilles et la vie dure des champs, l'exercice, le grand air, font le reste.

Pour la *nouure*, le rachitisme, qu'on appelle *le malet*, le paysan ne s'adresse pas non plus au médecin : « Notre enfant n'est pas de bonne venue, dit-il, nous le savons bien ; mais le temps le fortifiera ! » Et, en effet, la plupart des enfants noués se redressent plus tard, grandissent et se transforment à la puberté.

L'incontinence nocturne d'urine, si fréquente chez les enfants, et qu'on voit durer quelquefois jusqu'à la puberté et au delà, a été traitée de tout temps par des recettes ridicules, que les commères ont recueillies et mettent encore en pratique : ainsi on fait manger un rat grillé, on donne de la poudre de souris, les génitoires d'un lièvre, les rognons d'un âne......

Quand on voit un enfant, quelquefois un jeune homme, atteint de gonflement de la région sus-hyoïdienne, avec des croûtes jaunes sur les lèvres, les joues, le menton, atteint en un mot d'adénite sublinguale, venue à la suite d'eczéma de la face, on dit dans le peuple que sa *luette est tombée*, et on ne manque jamais d'attribuer tous ces accidents à la *chute* de cet organe. Pour y remédier, on s'en va chez la commère attitrée, qui *remet la luette en place.* Voici comment se pratique l'opération :

On prend une cuiller ordinaire, dans laquelle on verse un tas de poivre pilé ou moulu; on introduit l'instrument ainsi préparé dans le fond de la gorge, et l'on oblige le bord renflé du voile du palais, la luette, à s'imprégner du poivre qui s'attache à sa surface, retenu par l'humidité. A ce moment il se produit une explosion de toux aiguë convulsive, accompagnée de suffocation, comme bien on doit le comprendre, et la commère s'écrie : « La luette est replacée ! » Nous n'insisterons pas sur l'absurdité et le danger d'un pareil procédé.

Des erreurs, plus innocentes et non moins répandues, sont les suivantes, que nous ne ferons qu'indiquer :

Le collier de corail qu'on met autour du cou pour guérir les maux de tête ;

Pour faire disparaître le lait chez certaines femelles d'animaux domestiques, chiennes, chattes...., on se contente, en Provence, de leur mettre autour du cou un collier de bouchons de liége; aux femmes, on donne seulement une infusion de cannes de Provence ou de carottes. Cette tisane suffit, au dire des commères.

L'infusion de carottes très-sucrée passe pour guérir l'anasarque.

Un emplâtre d'encens et d'eau-de-vie blanche appliqué sur l'ombilic des femmes qui sont tourmentées par la *mérasse* (la matrice), qui remonte et menace de les étouffer, fait disparaître aussitôt douleur et suffocation.

Le port constant, dans la poche du côté malade, d'une pomme de terre fraîche, est sensé propre à guérir les rhumatismes; celui de deux marrons d'Inde fait rentrer les hémorrhoïdes.

Le lumbago cède, dit-on, à une application de persil haché sur la région lombaire.

Les douleurs sciatiques disparaissent quand on a la constance de porter dans son soulier, en guise de semelle, une tranche de viande.

Toute névralgie est un *coup d'air :* la chaleur est le seul remède qu'on lui oppose.

L'angine simple, l'amygdalite, les *galets,* comme on dit en Provence, est rapidement guérie en faisant sur l'avant-bras du côté malade un fort massage de haut en bas : le malade pousse un cri de douleur ; les *galets* sont crevés et tout rentre aussitôt dans l'ordre..... Il ne reste plus qu'à guérir le malade....

Dans certaines contrées marécageuses, sur le bord des rivières, là où le paludisme règne en maître, il existe un préjugé très-préjudiciable aux populations : c'est celui qui consiste à respecter très-longtemps les accès de fièvre, de peur d'*enfermer la fièvre dans le corps*, si on la *coupait* trop vite. En Provence, il existe un singulier moyen de guérir la fièvre intermittente. Après avoir attendu assez longtemps pour que la fièvre puisse être chassée sans danger, le malade va s'endormir à l'ombre d'un pêcher, le dos appuyé au tronc de l'arbre : deux ou trois heures suffisent. Le malade se réveille guéri de sa fièvre ; mais le pêcher, indemne jusque-là, commence à jaunir, perd ses feuilles et finit bientôt par mourir.

Les malades atteints de fièvre typhoïde que les *médecins ont aban-donné* sont traités par le pigeon ouvert vivant et appliqué tout chaud, tout pantelant, sur le crâne. On guérit, presque toujours par ce moyen, disent les commères. Si on n'a pas de pigeon sous la main, on écorche vivant un petit chat, qui peut aussi souvent sauver le malade. Cette pratique est fort enracinée dans nos contrées. Dernièrement, nous avons eu l'occasion de voir un jeune enfant de six ou sept ans atteint de fièvre scarlatine : l'enfant avait une très-forte fièvre, du délire.... La grand'mère, qui était venue de la campagne pour aider à soigner son petit-fils, nous demanda un jour si ce n'était pas le moment de re-courir au pigeon, nous montrant une de ses enfants, venue avec elle, jeune fille de vingt-deux ans, qui avait été guérie, disait-elle, deux fois de la fièvre typhoïde, une fois par le petit chat, une autre fois par le pigeon ; mais ce dernier moyen avait conservé toute là confiance de la vieille grand'mère. « Le remède était tellement *fort*, disait-elle, qu'il avait fait tomber tous les cheveux de la jeune fille. »

Les affections de poitrine ne sont pas malheureusement rares dans nos campagnes, à cause des imprudences que commettent journellement des hommes voués à de rudes travaux, sous les ardeurs d'un soleil de juillet. Or il se produit une confusion étrange dans le vulgaire : toutes ces affections sont désignées sous le nom générique de fluxion de poitrine. La fluxion de poitrine peut aussi bien être une pleurésie qu'une pneumonie ou une bronchite. Sitôt que la fluxion de poitrine est décla·rée, on en recherche la cause : c'est tantôt un courant d'air froid quand le corps était en sueur, ou bien le malade est allé se gorger d'eau fraiche après un travail pénible.... Quelle que soit la cause, avant de recourir au médecin, on administre le spécifique connu de toutes les commères. Cet excellent remède est ainsi composé :

Une bouteille de vin,
Une demi-livre de lard frais, ou un verre d'huile de noix,
Une poignée de poivre moulu.

Dans certains cas, on ajoute une poignée de sucre : on fait bouillir une demi-heure, et on donne à boire très-chaud et en une seule dose !

On se figure aisément quelle funeste perturbation doit produire cet affreux remède, au moment même où le malade est pris d'une violente fièvre. Aussi, bien que la pleurésie et la pneumonie d'intensité modérée, comme cela existe souvent, aient une tendance naturelle à la guérison, la mortalité qui en est la suite est fréquente à la campagne.

Il est, à la campagne, un mal plus fréquent qu'à la ville, que le public désigne sous le nom d'*étrentrilles*. Ce mal au ventre comprend tout un groupe de lésions différentes, depuis la simple colique jusqu'à l'obstruction intestinale et la hernie étranglée. Au lieu de recourir au médecin le plus tôt possible, on ne manque jamais de perdre un temps précieux à mettre en usage les moyens les plus excentriques, les plus répugnants.... : ici on fait boire au malade un verre de ses excréments liquides, de son urine toute chaude ; ailleurs, on lui administre un bouil.lon de serpent, si on le peut. Dans beaucoup de ménages prévoyants, on conserve toutes les couleuvres qu'on a pu tuer en été, on les fait dessécher de manière à en avoir une provision au moment du besoin. On sent d'ici l'odeur affreuse qui se dégage de ces animaux quand la décomposition commence ; on voit la grimace horrible du pauvre patient quand on lui présente son bouillon !

Une grossière confusion que l'on fait souvent dans ces maladies de l'abdomen consiste à mettre sur le compte des *éventrilles* les accidents produits par l'étranglement des hernies ; on ne manque jamais, dans ce cas, de faire boire au malade, à mesure qu'il en sécrète, un verre de son urine toute chaude rendue. Le mal ne fait que s'aggraver par un traitement aussi extravagant, et on se décide enfin à recourir aux lumières du médecin, qui malheureusement arrive souvent trop tard....

On ne finirait pas si l'on voulait entreprendre la narration de toutes les excentricités que l'on voit appliquer à l'occasion des formules, des remèdes prônés par le préjugé : crapauds à toute sauce, serpents, salamandres, graisse de marmotte, graisse de chrétien...; les excréments de presque tous les animaux pour l'usage externe et quelquefois pris à l'intérieur, ceux de porc, de taureau, de vache, de poule, d'oie...

La gale commune est encore considérée par le paysan comme une manifestation d'un état constitutionnel, héréditaire, de la diathèse herpétique en un mot ; l'origine parasitaire de cette maladie est encore inconnue dans les campagnes : de là le préjugé en vogue dans certaines contrées de respecter la gale visible, extérieure, de ne s'adresser qu'aux causes internes, de manière à ne gêner en rien l'éruption dans son évolution à la peau. Aussi les malades qui vont voir le médecin manquent-ils rarement de demander si la gale est assez sortie ; ils redoutent de voir disparaître cette éruption, qu'ils considèrent comme salutaire. On comprend avec quelle facilité marche la contagion à l'abri de ce préjugé, et combien il devient difficile d'en débarrasser toute une famille, une fois qu'elle en est atteinte !

L'épilepsie, connue sous le nom de *haut mal, mal caduc*, a de tout temps été l'occasion de promesses fallacieuses de la part des empiriques, qui ont, encore ici, abusé de la crédulité publique en exploitant une foule de dupes. D'un autre côté, les insuccès fréquents des traitements institués par la science, le désir de guérir, ont achevé de jeter le public dans l'ornière de l'erreur, dont il n'a pas pu sortir encore. Les vers de terre mangés crus et vivants, le crâne humain réduit en poudre, la cervelle de corbeau, le sang chaud, le dos de lézard, le foie de taupe, les crapauds, la bile d'ours, la matière excrémentitielle des nouveau-nés, ou méconium, celle de l'hirondelle, du paon…, ont tour à tour joui d'une célébrité dont n'a approché celle de nul autre médicament. On a aussi préconisé la corne du pied droit de derrière de l'élan : on prétendait que cet animal, poursuivi à la chasse et serré de près par la meute, tombait en des accès d'épilepsie, mais que dans sa chute sur le sol, il ramenait le pied droit de derrière dans son oreille, ce qui le guérissait aussitôt et lui permettait de reprendre sa course : de là l'idée de son emploi chez l'homme épileptique…

La liste des erreurs, dans tous les cas de maladie, celle des préjugés que le public nourrit, serait inépuisable; un semblable travail nous entraînerait au delà des limites que nous devons nous imposer. Nous ne saurions cependant clore cet exposé succinct sans dire un mot de certaines maladies chirurgicales dont le traitement populaire n'a rien à envier, comme excentricité, à celui des maladies internes.

Commençons par les accidents les plus simples, les coupures, les plaies récentes qui ne donnent pas lieu à une hémorrhagie notable, et pour lesquelles on n'a jamais recours au médecin. Ici, comme pour toutes les maladies, chacun a ses traditions et traite à sa manière : tantôt c'est une solution concentrée de sel de cuisine, de l'eau-de-vie pure, ou certains baumes et teintures divers, comme celle d'aloès ou élixir de longue-vie ; l'eau-de-vie de lys est très-estimée, le vin sucré aussi.… ; d'autres fois, on introduit entre les lèvres de la plaie des toiles d'araignée, de la cendre, de la suie, du tabac à priser, du poivre pilé et des onguents à base de térébenthine.…. On rend ainsi la réunion immédiate impossible, et la plaie, au lieu de guérir rapidement, doit nécessairement passer par la suppuration.

Pour arrêter les hémorrhagies consécutives à ces plaies, on s'attache le poignet avec un ruban rouge, couleur de sang, au lieu de chercher à comprimer si le vaisseau lésé est important! Cette même idée du ruban rouge pour arrêter les hémorrhagies trouve son application dans une pratique très-usitée en Provence : s'attacher l'extrémité du petit doigt avec un fil rouge, dans les cas d'épistaxis !

Revenons à nos plaies. La plupart des ulcères que l'on voit ronger les membres inférieurs des vieillards sont le plus souvent le résultat de l'incurie ou de l'ignorance. C'est, au début, un furoncle, un bouton, une écorchure, à laquelle on applique un traitement irrationnel : le beurre rance, qu'on garde des années entières ; ou bien un pansement avec de l'urine, avec les excréments de certains animaux ; ou bien un emplâtre de poix-résine recueillie sur le tronc des sapins ; ou encore le mélange de cire, de jaunes d'œuf et d'essence de térébenthine..... Or la térébenthine sur la peau saine produit l'effet d'un vésicatoire ; on peut se faire une idée de la provocation qu'elle va exercer sur une plaie récente : la suppuration arrive, la surface s'enflamme, les tissus voisins se ramollissent. Plus la plaie se montre rebelle, plus on insiste sur l'emploi de ces drogues malfaisantes, plus aussi chaque jour s'aggrave le mal ; bénin au début, il devient, par le fait seul de ces moyens, un mal important, entraînant de graves conséquences. La plaie est ulcérée ; l'erreur ne s'arrête pas là : on pansera alors avec de la terre argile, avec de l'onguent que le *passant* recommande : onguent rouge, onguent bleu, onguent vert, renfermant du cinabre, du sulfate de cuivre ou de fer, ou du vert-de-gris. Ces différentes drogues sont incorporées à toute sorte de résines communes : le tout manipulé dans de mauvais vases oxydés !....

Si nous passons aux ulcères spécifiques, aux ulcères cancéreux, nous trouvons la singulière pratique de panser ces ulcères avec une tranche de viande fraiche, renouvelée tous les jours. Cette erreur vient du nom même du cancer, que les auteurs anciens lui ont donné en vertu d'une certaine analogie d'aspect qu'ils ont cru remarquer entre cet ulcère et le cancre, ou écrevisse de mer. Le public a pris cette dénomination au sérieux, et, pour lui, le cancer est une sorte de *cancre* dévorant, affamé, rongeur, aux instincts carnassiers, puisqu'il dévore les chairs saines des parties qu'il envahit : de là l'idée de panser l'ulcère avec de la viande fraiche. Il est, en effet, logique de croire que, si le cancer dévore et absorbe, en lui offrant de la viande fraiche il dédaignera de manger celle du malade, moins appétissante ! Cet étrange préjugé existe non-seulement dans la classe ignorante, mais aussi dans le monde plus éclairé, plus élégant !

Nous avons vu traiter des éruptions furonculeuses se rattachant à n'importe quelle cause par des purgations répétées à outrance; des abcès chez de jeunes enfants traités par des cataplasmes de farine de lin, mêlée avec les déjections d'un enfant de même âge, bien portant.

Les engelures cèdent à la décoction ou au jus de navets, surtout gelés (c'est un spécifique recommandé dans l'ancienne médecine), ou bien aux fomentations faites avec une décoction de raves chaude. Dans le Nord, on a de bons résultats de l'application de poudre de peau de lièvre. . .

Les cors, les verrues, sont rapidement guéris en les frottant avec une tranche de citron, disent les commères; ou bien avec de la nielle et de l'urine; l'eau qui distille à l'extrémité d'un sarment, quand on le brûle par l'autre bout, est aussi très-employée.

Les maux de dents disparaissent quand on s'attache le poignet avec une corde à violon.

Les brûlures du deuxième degré avec phlyctènes sont traitées par le maréchal de notre village au moyen d'une ou plusieurs applications sur le derme dénudé, la phlyctène étant enlevée, d'une bonne couche de chaux vive délayée dans le vinaigre.

La foulure d'un pied est souvent traitée par l'application d'un cataplasme fait de persil pilé avec du sel, pour enlever la *meurtrissure ;* on met ensuite le pied sur un rouleau de bois, et, en appuyant dessus, on lui imprime des mouvements en avant et en arrière pour faire rentrer le *nerf* foulé dans sa gaîne !

La perte de la vue, de n'importe quelle nature, est avantageusement traitée par l'application sur l'œil aveugle d'un œuf chaud nouvellement pondu !

Enfin les piqûres de vipère, de scorpion, d'araignée, de guêpe, voire même de *crapaud*, sont guéries, au dire des commères, par l'huile de scorpion, par l'urine, par le suc d'ail mêlé au vin et pris à l'intérieur, pendant qu'on panse la plaie avec des crottes de chèvre et du suc d'oignon...; mais rien ne vaut le bouillon de vipère ou de crapaud à l'intérieur, pendant qu'on panse la plaie avec la poudre de l'animal auteur de la blessure !

Et la rage, que de préjugés et que d'erreurs! Quel effroi n'a-t-elle pas inspiré de tout temps ! On entend souvent dire que les malheureux atteints de cette funeste maladie sont étouffés entre *quatre matelas !* Cette erreur est répandue un peu partout, aussi bien dans les classes éclairées que dans le peuple. Certaines personnes redoutent la morsure de l'homme atteint de rage, à l'égal de celle du chien enragé, et ne veulent à aucun prix donner leurs soins à l'infortuné qui va mourir. Or il n'y a guère d'exemple qu'il soit arrivé malheur à n'importe qui, pour avoir donné des soins à un de ces malades. Enfin la terreur profonde qu'inspire cette terrible maladie va nous donner le secret de la multitude des remèdes, qui ont eu chacun leur moment de vogue ! Au moyen âge, c'était la *taille de saint Hubert*, qui consiste à fendre la peau du front et à y introduire un brin de l'étole du saint ; ou bien l'ustion par les *clefs de saint Pierre,* s'appliquant sur la plaie ou brûlant la peau du front. Le succès de ces deux pratiques était à peu près universel, par la bonne raison que, sur mille personnes mordues par des chiens, neuf cent quatre-vingt-dix le sont par des animaux sains, et, sur les dix autres, à peine une seule est-elle inoculée ! Dans ce dernier cas, la *clef de saint Pierre*, la *taille de saint Hubert* étant insuffisantes, on a eu recours à d'autres remèdes tout aussi sûrs : ici, c'est du vin blanc dans lequel on a fait infuser des écailles d'huîtres calcinées ; ailleurs, de la poudre de camomille et de vipérine ! La graisse de chrétien est fort estimée ; la raclure de corne de cerf aussi !....

On n'en finirait pas si l'on voulait passer en revue tous les moyens mis en usage contre cette seule maladie.

Nous terminons notre exposé des pratiques du vulgaire en signalant une erreur homicide au premier chef : c'est celle qui consiste à suspendre par les pieds toute personne asphyxiée par submersion, afin de lui faire rendre l'eau qu'elle a avalée ou qui a passé dans les voies respiratoires. Cette absurde pratique, encore très en vogue dans nos populations rurales, a déjà coûté la vie à nombre de personnes, et malgré tout elle subsistera longtemps dans le peuple.

CHAPITRE II

Origine des erreurs et des préjugés populaires en médecine

La médecine est vieille sur la terre comme l'humanité ; elle est contemporaine des premiers âges du monde, et c'est dans le meilleur des sentiments humains, la sympathie pour la souffrance de son semblable, que l'on trouve son berceau. Le jour où le premier malade fut exposé sur la voie publique pour y recevoir les conseils des passants, la science n'existait pas encore ; l'ignorance était la maîtresse du monde. L'empirisme raisonné, aidé de l'observation, créa la médecine; la raison et l'expérience la développèrent. Comment à côté, à l'ombre de la science, naquirent et se propagèrent l'erreur et le préjugé, tel est le point que nous allons essayer d'éclaircir.

Nous avons vu, dans le chapitre précédent, des exemples nombreux des erreurs qui ont cours à l'heure présente, à propos des choses de la médecine. D'où viennent ces erreurs? D'où sortent ces préjugés? Quelle cause leur a donné naissance? A l'ombre de quelle égide se sont-ils développés?...

La cause première de l'erreur et du préjugé en général, leur seule origine réelle, est dans l'ignorance profonde qui pèse sur le peuple, doublée de la suffisance et de la fatuité qui l'accompagnent toujours. C'est dans l'ignorance que l'erreur prend son origine; c'est l'ignorance qui protégea son existence et lui permit d'arriver jusqu'à nous ; c'est encore l'ignorance qui la laisse subsister aujourd'hui : nous n'en voulons pour preuve que la diminution progressive, la marche régulièrement rétro-

grade de ces erreurs, de ces préjugés, à mesure que le progrès et l'instruction se répandent de plus en plus dans les classes besoigneuses,
que la science étend son cercle de lumière, faisant reculer devant elle
les ténèbres qui glacent l'esprit humain et paralysent son initiative.
L'ignorance est donc l'origine principale, la cause première de toute erreur, non-seulement en médecine, mais dans toutes les branches des
connaissances humaines.

En dehors de cette cause générale, l'ignorance, chaque erreur, chaque préjugé, surtout en médecine, reconnaît une cause spéciale variable.
Ce sont ces causes spéciales que nous allons étudier, et qu'à l'exemple
de M. le professeur Thomas nous rapporterons à trois principales :

Le désir de guérir, ou plutôt la peur de mourir;
La trace des doctrines médicales des siècles passés ;
Le penchant au merveilleux.

D'abord le désir de guérir, ou, ce qui est plus juste, la peur de mourir, ou mieux encore la crainte de la souffrance. L'homme qui souffre
essayera tout, cette chose fût-elle insensée : il s'ingurgitera de la fiente
des animaux, il boira de l'urine, il avalera de la poudre de cloportes....
Rien n'est trop répugnant pour celui qui est aux prises avec cette chose
formidable, la douleur, cette triste compagne habituelle de la maladie.

Nous l'avons déjà dit, la plus ferme volonté, le plus fier stoïcisme, ne
peuvent résister à la souffrance ! Ils peuvent essayer de lutter : lutte
inutile, le mal sera toujours victorieux, et l'homme fera tout ce que
lui inspirera son imagination. C'est alors que le charlatan paraît les
mains pleines de fallacieuses promesses, que l'empirique se présente
avec l'alléchant espoir d'un soulagement certain. La raison humaine
ne résiste pas à ce désir, à ce besoin d'apaisement, de guérison ! On
essaye : on tombe dans l'erreur.... Si par hasard la médication quelconque a produit un semblant d'amélioration, la science est vaincue,
l'erreur usurpe sa place.

Nous avons vu des exemples frappants de tout ce que peut inventer
l'imagination de l'homme malade, dans le chimérique espoir de mettre
fin à ses souffrances. Les cas malheureusement trop nombreux où l'art

est impuissant à donner des secours efficaces viennent encore le pousser de plus en plus dans les bras de l'empirisme.

Voyez ce malheureux atteint d'épilepsie depuis de longues années ; sa maladie en fait un paria de la société. Seul, abandonné de Dieu et des hommes, — il le dira lui-même : il vaudrait mieux pour lui mourir que vivre ainsi, objet de dégoût et d'horreur pour tout le monde, ses proches comme ses voisins. Il a fait tout ce qu'on lui a conseillé ; il a essayé tous les moyens qu'on lui a cités comme pouvant lui être utiles, depuis la poudre d'écailles d'huître jusqu'aux vers de terre mangés crus et vivants.... Avec quelle ardeur ne se livrera-t-il pas à celui, quel qu'il soit, qui viendra lui promettre la guérison et, par conséquent, la vie tranquille et heureuse !

Et cet infortuné qu'un chien errant vient de mordre cruellement ! Poussé par la terreur que lui cause sa blessure, excité par les propos des commères qui résonnent jusqu'à son oreille, croyez-vous qu'il hésitera à se faire brûler par la clef de saint Pierre, à se faire pratiquer la taille de saint Hubert ? Rien ne lui paraitra ridicule ou répugnant : il se frottera de graisse de chrétien, il avalera de la raclure de corne de cerf, pour échapper aux quatre matelas !

Ici, c'est une personne atteinte de douleurs violentes dans l'abdomen : elle consentira à mettre un cataplasme de fiente de vache, si elle croit y trouver un soulagement.

Ailleurs, c'est une autre qui s'astreindra à porter, en guise de semelle dans ses chaussures, et cela pendant des mois entiers, deux larges tranches de viande, pourvu que sa douleur sciatique disparaisse !...

En somme, la peur de la mort et de la douleur, le désir instinctif, irrésistible, de voir finir ses souffrances et la maladie, telle est la cause de cette première catégorie d'erreurs. Ajoutons qu'ici encore nous trouvons l'ignorance comme cause première ; car le public devrait savoir que le seul homme qui puisse soulager ou guérir est celui qui a passé une partie de sa vie à étudier la maladie et ses causes, et les moyens de la combattre, le médecin en un mot.

Comme deuxième cause, deuxième source d'erreurs, nous avons signalé le vestige de nos anciennes doctrines médicales ! Quelle trace profonde elles ont laissée dans la pratique médicale du vulgaire ! Quelle pathologie compliquée désormais !

Un enfant se frotte le nez : il a des vers, et vite les vermifuges ! Une grande personne a mal au côté : c'est le sang qui s'est porté là... Le sang se porte partout !

Une accouchée a un grand mal de tête : c'est le lait qui se porte au cerveau. Le lait est l'auteur de tous les maux qui atteignent la femme à la suite de l'accouchement...

Toute maladie est âcreté, vice du sang... comme la gale ! C'est alors que les purgations ont une vogue immense !

Toute la médecine du peuple est humorale ! Ailleurs ce sont les nerfs qui travaillent... les nerfs qui prennent le dessus !...

Que de remèdes de bonne femme, les uns simples et puérils, les autres dangereux, que l'on retrouverait dans les vieux livres de pharmacie !

Nous avons vu Brown vivre dans les campagnes en très-bonne intelligence avec Broussais et Stoll ! Cette horreur du peuple pour la diète, cet engouement pour la saignée, nous le montrent tantôt partisan de la théorie de l'asthénie, tantôt des inflammations locales !

Quant à la théorie du lait qui se porte d'un côté ou de l'autre, nous la trouvons tout au long dans le *Traité des maladies des femmes en couches* de Raulin (1771). « Le lait retenu dans ses vaisseaux, dit-il, ou sorti de ses voies, est toujours étranger à la nature et contraire à ses fonctions. Le lait ainsi arrêté ou répandu dans la masse des liquides se corrompt et trouble l'ordre du système des solides. Il résulte de ce désordre des fièvres continues putrides, des éruptions miliaires malignes, des inflammations, des abcès, des dépôts qui s'élèvent sur diverses parties du corps, des apoplexies, des tranchées utérines, des spasmes, des convulsions, des démences (1)..... » Et ailleurs il dit : « Lorsque les humeurs qui forment les lochies ne sont pas évacuées par le vagin, ou par quelque autre voie moins naturelle, elles sont déterminées extraordinairement vers quelque viscère, s'y déposent, s'y fixent et l'enflamment : c'est ainsi qu'à la gorge elles produisent l'esquinancie; aux poumons, la pleurésie, la péripneumonie (1).... »

(1) Raulin, pag. 13.
(2) Raulin, pag. 213.

Il donne aussi un moyen très-efficace pour arrêter l'hémorrhagie après l'accouchement : appliquer sur le pubis un cataplasme froid de fiente de porc, avec du vinaigre ! Ce moyen aurait dû rester dans la pratique des commères ; il eût peut-être contribué à désabuser le public.

Pour nombre de recettes que l'on voit employer encore aujourd'hui contre les maladies externes et les morsures d'animaux venéneux, nous nous sommes convaincu, en lisant le *Traité des maladies de la peau* du docteur Turner (1743), qu'elles ont été préconisées autrefois par la science et recueillies par le peuple, qui les a conservées.

Nous ne serions pas au bout de nos preuves ; nous n'aurions qu'à feuilleter les vieux livres de médecine ou de pharmacie, et nous trouverions nombre d'arguments pour montrer la trace ineffaçable que les vieilles doctrines médicales ont laissée dans la médecine populaire. Ici encore, comme dans la première catégorie de causes d'erreur, nous trouvons, avant même les théories anciennes, l'ignorance, la mère de l'empirisme et de la routine.

Nous arrivons, enfin, à notre troisième et dernière division de ces causes d'erreur. Cette catégorie est celle qui renferme le plus grand nombre de pratiques excentriques et les plus inexplicables. L'amour du merveilleux, de l'étrange, la croyance aux cures miraculeuses, aux exorcismes, aux somnambules. . . a enfanté nombre de moyens bizarres, incompréhensibles, de guérir.

L'homme souffrant, nous l'avons dit, abdique sa raison en face du mal, et l'abdication est totale. Tout trouve crédit à ses yeux ; rien ne lui paraît ridicule, absurde, s'il croit pouvoir être soulagé. Les plus fortes intelligences n'y résistent pas. Qui a gouverné la France sous Louis XI, ce roi prototype du *timidus mori?* Ce n'est pas le roi, c'est Coictier, son médecin, le rusé médecin qui savait jouer de la pusillanimité de son royal malade.

La peur, l'affolement brouillent la raison humaine ; le merveilleux l'achève. La Fontaine l'a dit :

> L'homme est de glace aux vérités ;
> Il est de feu pour le mensonge.

Voici la punition : elle est dans les livres sacrés : *Qui vult decipi, decipiatur !*

Et alors le charlatanisme a envahi le monde ; il a toujours flori ; nous n'en verrons pas la fin. Aujourd'hui il est plus puissant que jamais. « Aujourd'hui, dit Munaret, l'indignation des honnêtes gens n'intimide plus la charlatanerie de bas étage ; le mépris ne la fait plus rougir, et tout le monde, au lieu de s'épouvanter de la peinture qu'un écrivain pourra lui en faire, s'éloignera de la vérité en la traitant de femme jalouse. »

De nos jours, le charlatanisme a su prendre des allures décentes, presque respectables ; la *panacée* de tous les maux guérissante ne s'offre plus guère du haut de la banquette d'une voiture traînée par quatre chevaux, au son criard d'un piston asthmatique se mariant au roulement d'un tambour ; c'est la vieille méthode, qui compte encore des succès, pourtant. Il prend des allures plus discrètes ; il néglige cet attirail grossier : c'est par l'annonce qu'il se fait connaître ; c'est la presse, ce progrès, qui se fait le messager de ce recul ! Ce n'est pas à deux ou trois cents crédules massés autour de ses chevaux qu'il parle, c'est à cent mille lecteurs qu'il s'adresse.

Nul n'y échappe : Louis XIV prit d'un empirique un spécifique qui guérissait de la gangrène..... On voit annoncer de la graisse de lion, de la graisse de marmotte, de la graisse de chrétien......

C'est désolant, c'est triste, c'est surtout humiliant pour la raison humaine !

Le célèbre médecin anglais Mead raconte l'anecdote suivante : Un homme perdu de dettes s'était fait charlatan ; il avait étudié la médecine quelque temps avec lui. Il avait dressé ses tréteaux dans une des rues les plus fréquentées de Londres. Jamais spéculation ne fut plus heureuse ! Mead, affligé qu'une personne intelligente et capable de démêler le vrai se prostituât à un tel métier, lui conseilla un jour de l'abandonner. « Combien pensez-vous qu'il passe d'hommes par jour dans la rue d'Hannover-Square, lui demanda son ancien condisciple. — Vingt mille, répondit le docteur. — A quelle quantité estimez-vous le nombre de ceux qui jouissent d'un sens droit, d'un jugement sûr, d'une instruction suffisante? —Cinq cents, répond Mead. L'autre se récrie : « La proportion est trop forte. — Il est vrai, répond piteusement Mead, mettons cent.» Oh! c'est trop encore ! — Ils conviennent enfin qu'on les évaluerait à dix, et ils ne s'éloignaient pas beaucoup de la vérité. « Laissez-moi, dit alors le charlatan, prélever sur les dix-neuf mille neuf cent quatre-vingt-dix le tribut qu'ils me doivent ; je ne m'oppose point à ce que les dix autres vous accordent une confiance certainement bien méritée... »

Encore aujourd'hui le condisciple de Mead aurait raison : l'immense majorité des hommes est totalement dépourvue de bon sens, dès que la santé est en jeu! On aime mieux se livrer à un empirique, un sorcier, un charlatan, qu'au médecin. Heureux encore quand les remèdes, les panacées que débitent ces obscurs personnages, ne nuisent pas : *Primo non nocere !* Ce qui n'arrive malheureusement pas toujours : témoin la femme qui donnait à son mari, au dire de Combes, une infusion de tabac pour une colique !

Dans tous les cas on perd un temps précieux : on oublie le vieux précepte :

Principiis obsta ; sero medicina paratur,
Cum mala per longas invaluêre moras !

En résumé, dans cette troisième division, comme dans les deux premières, l'ignorance nous apparait comme la première et la plus grande cause d'erreurs et de préjugés, l'ignorance mère de la superstition et de ce penchant au merveilleux dont nous venons de voir les funestes résultats.

CHAPITRE III

Moyens à opposer aux erreurs et aux préjugés

Nous avons montré le mal, nous avons essayé d'en découvrir la cause; nous allons maintenant chercher le remède ! La plaie est là, sous les yeux, béante ; nous allons tâcher d'indiquer le pansement convenable pour en amener la cicatrisation. La tâche n'est pas facile; on peut s'en convaincre d'après ce que nous avons dit de la ténacité de l'erreur et surtout du préjugé !

Dans sa monographie sur les charlatans, Tissot dit : « Après avoir montré le mal, je souhaiterais indiquer des remèdes sûrs, mais cela est difficile.

Pour Munaret, ce n'est pas dans l'indication des moyens que git la difficulté, mais bien dans l'exécution de ces moyens généraux et locaux qu'il indique, modifiés suivant les mœurs de notre époque.

« Les moyens généraux consisteraient, dit-il, à supprimer les officiers de santé et à punir indistinctement toute espèce de médecine illégalement exercée.

» Il faudrait (nous continuons à citer Munaret) au pays une organisation médicale moins absurde, des lois pénales et plus sévères et plus efficaces, des magistrats assez philanthropes pour surveiller leur entière et prompte exécution, et des médecins assez indépendants pour dénoncer à l'autorité tous les délits d'une nature aussi grave qui se commettraient sous leurs yeux.

» Les moyens locaux prêteraient leur secours à cette régénération morale. Parmi ceux-ci, j'aurais foi à des hôpitaux cantonaux, à chacun desquels serait attaché le médecin le plus capable de guérir le corps et de réformer l'esprit.

» Je rappellerai, comme autres moyens locaux, la rédaction de nos formules en latin, pour prévenir toutes les sottes contrefaçons que suggèrent celles que le peuple peut lire et qu'il croit comprendre ; — les almanachs, qui feraient autant de bien qu'ils font de mal, s'ils étaient rédigés conformément aux besoins et à l'intelligence des masses, — et enfin le concours du curé de campagne.

» Il faudrait le *consensus unus* de tous ces moyens ; qu'on me l'assure, ajoute-t-il, et avec quelques années je garantis l'extinction du charlatanisme, aussi possible que celle de la mendicité (1). »

Nous nous rangeons complétement à l'avis de Munaret pour la plupart des moyens qu'il propose. Nous opinerions pour la suppression de cette institution bâtarde des officiers de santé, « ces demi-médecins qui, avec leur demi-savoir, ne devraient traiter que des demi-malades. » (Munaret.)—Nous voudrions, comme lui, une pénalité plus sévère contre l'exercice illégal de la médecine, quel qu'il fût ; et, bien que Pline ait écrit qu'il ne peut pas y avoir de loi qui sévisse contre l'ignorance, nous sommes persuadé que, si au lieu de 5 fr. d'amende, il s'agissait de 500 fr., sans égard pour le sexe, l'état... , et, en cas de récidive, de quelques mois de prison ou même d'une peine infamante, le nombre des charlatans, des rebouteurs, aurait en peu de temps singulièrement diminué. Tous les autres moyens qu'il indique pourraient avoir, nous n'en disconvenons pas, une influence salutaire sur les erreurs médicales, et en atténueraient au moins certainement la portée ; mais nous ne sommes pas convaincu qu'il pût arriver aussi facilement à l'extinction complète du charlatanisme par ces seuls remèdes. Munaret en a oublié un, le plus efficace à notre avis.

En recherchant les causes des erreurs et des préjugés, nous avons montré l'énorme part qui revient à l'ignorance ; on peut même dire que l'ignorance seule est la mère de toutes les erreurs. C'est donc l'ignorance, croyons-nous, qu'il faut combattre : *Sublata causa, tollitur effectus*. Répandons l'instruction, qui détruit l'ignorance ; faisons apparaître la vérité, qui dissipe l'erreur. Voilà, d'après nous, le véritable nœud de la question ; là aussi la véritable difficulté

(1) Munaret, *idem*.

La vérité ! Démocrite prétendait qu'elle était reléguée dans un puits d'une profondeur immense, et Fontenelle est allé jusqu'à écrire : « Je tiendrais toutes les vérités utiles dans la main, que je me donnerais bien garde d'ouvrir un doigt pour en laisser échapper une seule ! » Pourquoi ce langage ?... C'est qu'il craignait la sottise humaine encore plus que sa méchanceté. On sait ce qu'il advint de Socrate.

Il faut instruire, vulgariser.... C'est ici que nous nous séparons des médecins anciens et même de quelques contemporains. C'est là le critérium des progrès de la science médicale !

Les médecins actuels appellent, réclament la vulgarisation de tous leurs vœux ; nos aînés la repoussaient de toutes leurs forces. Tandis que nous voulons ouvrir toutes grandes les portes du temple, eux, qui croyaient à un sacerdoce, les tenaient obstinément fermées.

« Il y a danger, s'écriaient-ils, à donner aux hommes des connaissances incomplètes, qui ne seront qu'une source d'inquiétudes dangereuses !... — Tant mieux, répondons-nous, si l'on a peur de déranger le mécanisme du corps ! » Là où nous trouvons, pour notre pratique médicale, qu'il est bon que nous soyons secondés par ceux qui font appel à notre science, estimant qu'ils suivront d'autant mieux nos prescriptions qu'ils seront plus à même d'en apprécier les effets, — ils trouvaient, eux, qu'il y avait danger à donner aux malades, aux familles, des connaissances incomplètes, pouvant, pensaient-ils, engendrer des résistances fâcheuses au traitement.

Écoutons plutôt Richerand : « Je ne puis terminer ce chapitre sans blâmer de toute ma force les livres de médecine populaire, les Avis au peuple sur la santé, ouvrages rédigés par la médiocrité pour l'ignorance. Jamais aucun maître de l'art, aucun médecin vraiment illustre, ne s'est abaissé à ce genre de composition. L'*Avis au peuple* de Tissot et la *Médecine domestique* de Buchan, car il faut les nommer par leur nom, ont coûté la vie à plus d'hommes que la guerre la plus meurtrière. La lecture de pareils livres ne saurait être trop sévèrement interdite aux gens du monde ; ils y puisent des idées fausses, car les erreurs y abondent, ou, au moins, des idées incomplètes, tout aussi dangereuses que les idées fausses, dans une science dont l'application est si délicate... »

Et, plus loin, il ajoute : « Ils inspirent aux curés des campagnes et autres personnes, d'un zèle aussi aveugle que charitable, la confiance la plus présomptueuse et la plus coupable. On s'étonnera peut être d'une indignation aussi véhémente ; mais, à quelques excès qu'elle puisse se porter contre de semblables livres, elle n'égalera jamais les maux dont ils sont la cause. »

Et, sans doute, pouvons-nous répondre, les idées fausses sont dangereuses ! Les curés de campagne peuvent faire du mal par une présomption très-grande !.... Mais pouvez-vous comparer le mal que fera cet homme, si souvent appelé dans les hameaux et les villages, loin des médecins, pour parer à tel ou tel accident pathologique, s'il a quelques notions médicales, au mal irrémédiable que fera ce même homme absolument ignorant ?...

Un paysan tombe dans le champ qu'il moissonne, frappé par un coup de soleil de juillet Il va mourir; il est oppressé, haletant ; ses poumons s'engorgent... On veut lui porter secours..., on appelle un notable, le curé, si vous voulez bien.... S'il a lu ce Tissot qu'on invectivait tout à l'heure, qui a justement écrit sur les insolations des moissonneurs helvétiques, il appliquera des sinapismes, des sangsues, de l'eau froide sur la tête...; s'il ne l'a pas lu, s'il est ignorant, il laissera appliquer, s'il ne le fait lui-même, quelque pigeon vivant, palpitant, ouvert par le milieu, sur le crâne surchauffé déjà du pauvre insolé, et le verra mourir sous ses yeux !

En médecine, une science incomplète vaut toujours mieux qu'une ignorance absolue. A cet égard, notre conviction est formelle ! et nous croyons même pouvoir avancer qu'un peu de connaissance sur un objet déterminé inspire plus de réserve, modère une initiative trop hardie, tandis que l'ignorance complète, l'incompétence absolue, inspire le plus souvent un sentiment contraire ; on l'a dit avant nous, et nous le répétons : « Il n'y a de pire aplomb que celui de l'ignorance ! »

Nous cédons ici la parole à M. le professeur Thomas. « Laissez-moi, dit-il, vous donner une preuve toute personnelle de ce que j'avance. J'ai en ce moment à Toulon deux jeunes malades de seize ans ; l'un est un jeune lycéen, l'autre une jeune fille. Tous deux ont un épanchement pleurétique dans la plèvre droite: l'un et l'autre avaient environ deux litres de liquide. La ponction exploratrice était également indiquée: l'oppression énorme commandait une prompte évacuation du liquide compresseur. A la famille de la jeune fille, j'expose la nécessité de mon intervention; on me répond: « Mais, Monsieur, s'il y a de l'eau dans l'*estomac*, il faut mettre des vésicatoires: les vésicatoires tirent l'eau ! » Alors je m'acharne à la démonstration de leur erreur: l'eau du vésicatoire n'est pas celle de la poitrine..., puisque en mettant le vésicatoire sur la cuisse, je ferai sortir aussi de l'eau... Je m'épuise, je déploie tout mon feu de persuasion: peine perdue ; la famille ne veut pas entendre parler de percer la poitrine, d'y *faire un trou!*.... Finalement j'entends un frère ainé s'écrier qu'il ne veut pas qu'on fasse des expériences sur sa sœur.... ; que, quoiqu'ils soient pauvres, ce n'est pas une raison pour faire comme dans nos hôpitaux, où nous faisons des expériences sur nos malades!... » Je m'abstiens, naturellement.

Pendant ce temps, la lutte était engagée au premier étage d'une des artères de notre ville, dans la famille de mon lycéen. Mêmes objections, mêmes appréhensions, mêmes préjugés........ J'allais ici aussi être vaincu...quand, secours inespéré ! mon jeune ami, le petit malade, intervient et dit, avec la brusquerie de cet âge : « *Je veux qu'on me fasse la ponction. Je le veux !* ou bien je ne mange plus, je ne prends plus de remèdes !.... Est-ce que tu crois, maman, que je veux me laisser étouffer comme ça ! Si tu ne comprends pas, toi, que j'ai de l'eau dans le côté droit, moi, je le sens! Et mon cœur qui frappe dans l'aisselle ! Je veux qu'on me troue ! Je ne veux pas que mon cœur se torde davantage !.... Monsieur, débarrassez-moi bien vite de l'eau que j'ai dans la plèvre, je vous en prie!.... » Mon malade venait de reconquérir la santé!.... Il savait comment notre poitrine est habitée par le cœur et le poumon! Il savait ce qu'est la plèvre, ce qu'est le cœur!.... Il avait eu, il y a quatre mois, le premier prix de sciences naturelles !

» La poitrine est vide maintenant; le poumon est revenu. La fièvre est tombée; il va guérir ! Ma pauvre fillette va probablement et lentement s'acheminer vers la tombe ! »

Que de milliers d'exemples on pourrait citer de ce concours efficace.

salutaire, qu'un peu d'instruction apporte toujours à la pratique de la médecine !

Répétons-le encore, l'instruction, la vulgarisation de la science, sont les meilleurs moyens à opposer à l'erreur et au préjugé ; mais nous avons fort à faire dans cette voie : nous l'avons vu dans le courant de ce travail.

En finissant, indiquons, pour la combattre, cette tendance du médecin à rebuter sans examen tous les remèdes dits *remèdes de commère*. Les commères, en somme, n'inventent pas, et il peut se faire que du fatras de toutes ces vieilleries on puisse dégager quelques bonnes choses. On doit donc, avant de rejeter ces moyens, les examiner, et, s'ils ne peuvent en aucune façon être nuisibles à la santé, on peut, et quelquefois même on doit en laisser continuer l'emploi, quitte à leur donner comme *adjuvant* un traitement rationnel et scientifique.

En résumé, les moyens indiqués par Munaret nous paraissent incapables de combattre efficacement et de faire disparaître les erreurs et les préjugés qui encombrent la science. La vulgarisation, l'instruction, nous semblent devoir en être les meilleurs, les plus puissants auxiliaires .

Travaillons donc à instruire, à moraliser le peuple, à élever son niveau intellectuel, et les erreurs et les préjugés disparaîtront d'eux-mêmes. Le jour où l'instruction, nous ne disons pas médicale, mais seulement l'instruction ordinaire, sera assez répandue pour que chacun puisse en avoir une part suffisante, ce jour-là, croyons-nous, l'erreur aura vécu : la vérité régnera en souveraine sur le monde.

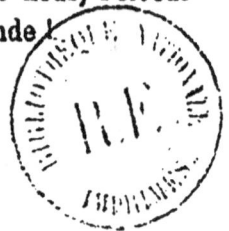